TODO SOBRE LA HIGIENE DEL SUEÑO

La Clave para Eliminar el Insomnio, Dormir
Placenteramente y Recuperar tu Calidad
de Vida

DANIEL J. HARRETT

Índice

Introducción

La incapacidad de dormir o de mantenerse dormido puede ser muy frustrante. Se vuelve bastante problemático cuando no puedes dormir, no importa qué tan cansado estés. Lo que es peor es cuando no puedes dormir después de despertar en la mitad de la noche para tomar agua o ir al baño. Todas estas cosas rápidamente pueden tener un costo en tu salud mental, emocional y física. No solo es incómodo y extremadamente desagradable, sino que desfavorable para tu bienestar en general.

El insomnio es conocido como la dificultad para dormir o para mantenerse dormido, a pesar de las oportunidades de hacerlo. La mayoría de nosotros tendemos a experimentar problemas para dormir en algún punto de nuestras vidas.

Existen diferentes factores, tanto internos como externos, que pueden causar problemas para dormir.

Diferentes cosas causan dificultades al dormir, desde cualquier cambio drástico en nuestro ambiente hasta patrones insanos al dormir y exceso de estrés o enfermedad.

Cada individuo es unico, entonces no es fácil determinar qué significa el dormir común. La calidad y cantidad del dormir tú obtienes está influenciado por factores como la edad, dieta, estilo de vida y el ambiente. Como regla de oro, los adultos necesitan entre 7-9 horas de sueño sólido e ininterrumpido cada noche. Si no duermes lo suficiente, no podrás funcionar de forma efectiva. Ocasionalmente, está bien omitir el sueño. Sin embargo, si se convierte en la norma, estarás en problemas. La dificultad para dormir, despertarse en la mañana, sentirse cansado o irritable después de despertar, sentirse adormilado a través del día, y levantarse en la noche son casos comunes de insomnio.

Nada de esto suena agradable y abordarlo es esencial para tu salud y bienestar. Cuando tu cuerpo está privado del sueño, perjudica a tu juicio, ralentiza tu cognición, causa serias condiciones en la salud como enfermedades cardiovasculares y diabetes, daña tu impulso sexual, conlleva a un aumento de peso, e incluso puede causar depresión. Si tú no quieres ser esclavo de tu insomnio, es tiempo de tomar acciones en ello y repararlo.

Las buenas noticias es que hay algunos pasos que puedes seguir para mejorar la calidad de tu sueño para que así puedas despertar sintiéndote diariamente fresco y enérgico.

Todo lo que se necesita son cambios simples en tu rutina diaria para vencer al insomnio. Hay también diferentes tipos de tratamiento que pueden ayudar de forma efectiva tu superación del insomnio. ¿Quieres aprender más sobre esto?

Si tu respuesta es sí, este es el libro perfecto para ti.

En este libro, aprenderás acerca del significado, síntomas y causas del insomnio, así como los diferentes tipos y sus efectos perjudiciales en la salud. Una vez aprendas acerca de lo esencial del insomnio, te será más fácil vencerlo y superarlo. Después de esto, aprenderás acerca de las diferentes opciones que puedes usar para tratar con el insomnio.

Tomarse una pastilla puede ofrecer un alivio temporal, pero no es la manera más segura para decirle adiós a este problema. Este libro ofrece detalles acerca de los diferentes tratamientos alternativos que tú puedes usar para superar el insomnio. Algunas técnicas avanzadas para superar al insomnio cubiertas en este libro son terapia cognitivo-conductuales, restricción del sueño, control de estímulos, terapia de luz, y meditación. También aprenderás consejos simples y prácticos que puedes usar para mejorar la calidad del sueño. Una vez empieces a seguir los consejos dados en este libro, puedes recuperar el control del horario de tu sueño y expulsar al insomnio de tu vida.

¿Ansioso de aprender más sobre esto? Si tu respuesta es sí, ¡Empecemos de inmediato!

Entender el Sueño y el Insomnio

PODRÁS HABER PENSADO, "¿TENGO INSOMNIO?" cuando no pudiste conciliar el sueño. El insomnio es mucho más complicado que solo la inhabilidad para dormir. El primer paso para tratar el insomnio es entender acerca del sueño y el significado del insomnio.

Fundamentos del sueño: Lo que hacemos y todas nuestras aspiraciones son subproductos de nuestros niveles de energía y humor en conjunto. Podrás no haber dado a esta relación ningún pensamiento consciente, pero es verdad. Por ejemplo, tu disponibilidad para aceptar cualquier tarea desafiante es usualmente alta cuando estás de buen humor y energético. Una vez este temperamento optimista se vaya y tus suministros de energía estén vacíos, empezarás a pensar que no fue buena idea aceptar la tarea que parecía realizable hace unos momentos.

. . .

Hay tres factores importantes en cuestión que te ayudan a mantener tus niveles de energía y de humor: nutrición, ejercicio y sueño. La comida que consumes le da a tu cuerpo los nutrientes esenciales que necesita para funcionar óptimamente. El buen estrés inducido en tus músculos y cuerpo debido al ejercicio realza el flujo sanguíneo e indica a tu cuerpo a producir células y músculos más fuertes. Una vez que empieces a seguir una buena dieta y te ejercites regularmente, podrás sentir los efectos inmediatos. Sin embargo, sus beneficios restaurativos y curativos no pueden ser experimentados por tu cuerpo a menos que obtengas horas de sueño suficientes.

Llevando una vida sana no solo se restringe a seguir un estricto régimen de ejercicio o una dieta controlada. Cuando tú haces estas cosas, pueden hacerte sentir cansado, malhumorado y no como tu persona usual. Como se mencionó, hay tres aspectos en tu vida en los que necesitas concentrarte, y si solo uno de ellos no es atendido, puede impactar tu salud y bienestar en general. Sueño de buena calidad, acoplado con suficiente nutrición y ejercicio, te permite pensar mejor, mejora tu concentración, y te hace sentir enérgico. En promedio, los adultos necesitan entre 7-9 horas de sueño de buena calidad cada noche. Mientras duermes, tu cuerpo empieza a sanar internamente, expulsa toxinas, y trabaja consolidando tus ideas y memorias. Tu cuerpo se recupera incluso cuando estás despierto, pero se incrementa la eficiencia y efectividad cuando duermes.

. . .

Como no hay otras funciones corporales en las cuales usar tu energía, como caminar, hablar, e incluso ejercitar, todo este exceso de energía se utiliza en sanarse a uno mismo.

Etapas del Sueño: Si te tomas un momento para pensarlo, te darás cuenta que el sueño es restaurativo. ¿Alguna vez el doctor te pidió descansar y dormir lo suficiente cuando estuviste enfermo? Como tu cerebro no está ejecutando otras tareas cuando duermes, puede concentrarse en consolidar ideas, memorias, y pensamiento. Antes de aprender sobre el insomnio, es importante entender las diferentes etapas del sueño.

¿Recuerdas momentos en los cuales te sentiste cansado y mareado aún después de dormir por 10 horas mientras te sentiste extremadamente enérgico después de dormir 5 horas? ¿Por qué pasa esto? Cuando se trata del sueño, su cantidad o duración es una parte de la ecuación. El otro aspecto del sueño en el cual te debes concentrar también es la calidad. Por ejemplo, consumir muchas comidas grasosas y fritas no te hará enérgico. Sin embargo, comer un plato de ensalada ciertamente te hará sentirte fresco y ligero. Un sueño de baja calidad no es energizante, a pesar de su duración. Por otra parte, un sueño de buena calidad puede refrescar y revitalizar tu cuerpo y mente incluso por un periodo limitado. Ahora, antes de saltar a cualquier conclusión, recuerda que calidad y cantidad son parte de la misma ecuación cuando se trata del sueño.

· · ·

¿Sabías que hay diferentes etapas del sueño? ¿Estas etapas van desde el estado de alerta o vigilia a sueño ligero y sueño profundo? Estos ciclos se repiten un par de veces, y se determinan esencialmente si tu cuerpo obtiene el descanso que necesita o no.

El sueño de movimientos oculares rápidos o MOR. El sueño no MOR es un estado volátil en donde tu cuerpo está mitad despierto y mitad dormido. Incluso sonidos leves, ruidos, y disturbios te pueden despertar fácilmente. Esta es la primera etapa del ciclo de sueño. Imagina que tú no despiertas durante la primera etapa; tu cuerpo transciona en etapas hasta cuatro. Este es el número de etapas durante la cuales tu cuerpo obtiene la mayoría del sueño que necesita.

El MOR es la etapa final donde tu cuerpo entra en una pequeña etapa del MOR. Este sueño es quintaesencia para restaurar y rejuvenecer la energía en general de tu cuerpo.

Si tu sueñas, significa que estás en la etapa final del sueño MOR. De hecho, se cree que el cuerpo humano está casi paralizado durante esta etapa para prevenirte de actuar fuera de tus sueños mientras duermes. El primer ciclo de sueño incluye la etapa MOR cerca de diez minutos. Mientras más ciclos de sueño experimentes, mayor será la etapa MOR; y la máxima duración de esta etapa es de alrededor de sesenta minutos.

. . .

El cuerpo puede tomar más de 1.5 horas en ir de la primera página del sueño no MOR al sueño MOR. Usualmente, tu tiendes a ir a través de cinco ciclos de sueño cada noche.

Esta es una de las razones del por qué se dice que necesitas alrededor de 8 horas de sueño sólido y de buena calidad en la noche para sentirse refrescado y enérgico en la mañana.

Aprender acerca de las diferentes etapas del sueño es esencial para planear un programa del sueño apropiado.

Típicamente, toma alrededor de 14 minutos quedarse dormido. Por ejemplo, si necesitas levantarte a las 6:00 A.M., deberías ir a dormir a las 10:16 P.M.

Si haces esto, lo más probable es que tu cuerpo pueda acudir a través de cinco ciclos del sueño. Sin embargo, esto está basado en la suposición de que la calidad de tu sueño es muy buena, y que eres interrumpido durante un ciclo de sueño específico. Si te mantienes despertando después de una o dos horas, las probabilidades de tu cuerpo de ir a la etapa de sueño MOR son muy pocas. Por lo tanto, incluso si duermes por catorce horas, si es un sueño interrumpido no sentirás que descansaste.

. . .

Definiendo al insomnio

El insomnio es definido como la inhabilidad individual de quedarse o mantenerse dormido incluso si el tiempo y la oportunidad de hacerlo están disponibles. Si tienes insomnio, lo más probable es que encuentres la cualidad y la cantidad de tu sueño de manera insatisfactoria. Probablemente te sientas cansado o soñoliento durante todo el día, experimentes bajos niveles de energía, te sientas distraído en el trabajo, experimentes fatiga, y no te puedas concentrar.

Los Centros para el Control y Prevención de Enfermedades sugieren que los adultos necesitan alrededor de siete a nueve horas de sueño cada día (un ciclo de 24 horas).

Hay diferentes tipos de insomnio, y ante todo se categorizan basándose en la duración de otro orden. Por ejemplo, el insomnio agudo dura breves periodos, y se debe usualmente a vivencias estresantes o circunstancias tales como recibir alguna mala noticia. Este es quizás el tipo más común de insomnio, y no necesitas ningún tratamiento para superarlo.

Lo único que se necesita es reordenar un poco tu programa de sueño y el insomnio agudo desaparecerá. El insomnio crónico es muy diferente en comparación al insomnio agudo.

· · ·

En el insomnio crónico, el individuo experimentará insomnio tres veces cada semana, y puede durar por más de tres meses. Hábitos de sueños cero saludables, cambios significativos en el ambiente, medicaciones, o algunos otros factores de estilos de vida insanos pueden resultar en insomnio crónico. Hay diferentes formas de tratamiento disponibles para curar el insomnio crónico y enseñar a los individuos patrones y hábitos de sueño saludables.

Aquellos con insomnio tienen dificultad en dormirse. El insomnio también incluye a aquellos que tienen dificultad al quedarse dormidos o incluso batallan para mantenerse dormidos. También pueden despertar antes de lo establecido. Hay diferentes tratamientos disponibles para el insomnio, incluidas alternativas médicas y no médicas. Haciendo ciertos cambios en tu rutina diaria y ajustando tu horario de sueño pueden promover un mejor sueño en la noche. Por ejemplo, evitar consumir bebidas con cafeína o alcohol justo antes de ir a la cama o tarde, en la noche. Similarmente, intenta técnicas de relajación como la meditación o yoga para mejorar tu sueño. Aprenderás más acerca de estas técnicas y más en los siguientes capítulos.

Mitos acerca del insomnio

El insomnio se ha convertido en un trastorno común, pero hay varios mitos al respecto.

A no ser que entiendas estos mitos y los hechos reales,

superarlo se vuelve ligeramente difícil. El insomnio tiene varios efectos negativos en tu vida cuando se deja sin tratar. Entendiendo los mitos comunes y los malentendidos, se vuelve más fácil de entender cómo tratarlo y superarlo.

Mito #1: El insomnio está en tu cabeza. El insomnio no está en tu cabeza, y es un trastorno reconocido médicamente que puede ser tratado. Hay diferentes condiciones de salud que pueden resultar en el insomnio, pero no es un problema mental. Es la incapacidad de tu cuerpo en quedarse o mantenerse dormido. Si te despiertas demasiado temprano, despiertas frecuentemente durante la noche, te mantienes despierto por largos periodos en la noche, te sientes cansado después de despertar, y no sientes como si hubieras tenido descanso suficiente: todos estos son síntomas de insomnio.

Mito #2: Solo tu incapacidad para dormir es conocida como insomnio. Es un malentendido popular que el insomnio es tu incapacidad para dormir. No es solo tu incapacidad para quedarse dormido, sino que también incluye la inhabilidad de mantenerse dormido o de despertar en medio de la noche. Despertar uno o dos minutos antes de que la alarma se encienda está bien. Sin embargo, si despiertas algunas horas antes y no puedes dormir, es un signo del insomnio.

· · ·

Tener muy poco tiempo de sueño, o sueño de poca calidad también se categoriza como insomnio. Los diferentes tipos y los diferentes factores resultan en esta condición.

Mito #3: Siestas pueden vencer al insomnio. Las siestas no pueden ser usadas como compensación por una buena noche de sueño. Necesitas alrededor de siete o nueve horas de sueño sólido cada noche. Para cumplir esta cuota, puedes tomar varias siestas durante el día, pero no es una buena compensación. Cualquier siesta que tomes después de las 3 P.M. te previene de dormir en la noche. Puedes tomar unas cuantas siestas durante el día en cualquier hora entre diez y quince minutos, pero no más. El buen sueño no es sólo determinado por la cantidad, sino que también por su calidad. Si duermes por ocho horas, pero te despiertas cada dos horas, se considera un sueño perturbado. Por lo tanto, concéntrate no solo en la cantidad sino también en la calidad del sueño.

Mito #4: No despertar con la alarma igual a sueño insuficiente. El sueño MOR es esencial para tener patrones de sueño sanos. Un individuo necesita alrededor de 5 ciclos de sueño MOR por noche, conforme al Instituto Nacional de Salud. Te sentirás bastante cansado incluso si despiertas durante un ciclo de sueño. Por lo tanto, si no despiertas cuando suena la alarma, no significa que estás teniendo sueño suficiente. De la misma forma, si te despiertas antes de la alarma no significa que estás descansando lo suficiente.

. . .

Mito #5: El alcohol promueve el sueño. Es un malentendido común que consumir alcohol promueve tu habilidad de dormir en la noche. "El gorro de dormir" que supuestamente te ayuda a dormir mejor hace a tu cuerpo más mal que bien. De acuerdo a "Sueño, Somnolencia, y el Uso del Alcohol" (2001), el alcohol molesta a tu cuerpo al dormir. Incluso si inicialmente te hace sentir cansado, despierta después a tus sentidos. Puede alterar y molestar la duración de tus ciclos de sueño MOR. Si quieres vencer al insomnio, aléjate del alcohol. Otro punto extra es evitar el alcohol antes de dormir mejora tu salud en general.

Mito #6: Ver televisión ayuda a alcanzar el sueño. Ver televisión no te induce al sueño. De hecho, utilizar electrónicos o dispositivos que emitan luz azul previene que te puedas quedar dormido en la noche. De acuerdo con "¿Qué Hay en el Color? Los Efectos Únicos de la Luz Azul en la Salud Humana" (2010), el incremento en la exposición a la luz azul te previene de quedar dormido en la noche. La luz azul puede engañar a tu ritmo circadiano y a tu cerebro, haciéndoles creer que es de día. Ya que interrumpe los ciclos inherentes de sueño y vigilia de tu cerebro, es más difícil para tu cuerpo quedarse dormido. No solo es la televisión, sino que cualquier aparato que emita luz azul es dañino para tu sueño.

Mito #7: El insomnio no puede ser tratado. No importa qué tipo de insomnio tenga un individuo: este es perfectamente tratable.

. . .

Es una condición común, y hay distintos tratamientos basados en evidencias disponibles. Desde terapia de conducta cognitiva hasta técnicas de relajación, diferentes alternadores pueden ser usados para mejorar la habilidad de tu cuerpo de dormir en la noche. También te enseña mejores maneras de relajarse y tratar con el estrés, el cual te mantiene despierto en la noche.

2

Acerca del Ritmo Circadiano

EL RITMO circadiano es parte del reloj interno de tu cuerpo, que se mantiene funcionando en el fondo y lleva las funciones y procesos esenciales requeridos para tu bienestar en general. Una de las más importantes funciones del ritmo circadiano es mantener los ciclos de sueño-vigilia. Si el ritmo circadiano es el reloj interno del cuerpo, el cerebro es el complemento clave que lo mantiene funcionando.

El ritmo circadiano influencia varios sistemas en tu cuerpo.

Esta importante función es afectada por varios factores externos, como las señales ambientales, especialmente la sensibilidad a la luz. Esta es la razón del por qué el ritmo circadiano es capaz de mantener tu ciclo de sueño-vigilia.

. . .

Cuando funciona correctamente y es alineada a fondo, le permite a tu cuerpo conseguir un sueño restaurativo y consistente que se requiere en la noche. Sin embargo, cuando no está funcionando como se supone que debería o es desviado de su curso debido a diferentes problemas, resulta en insomnio.

El término circadiano se deriva de una frase latina ("Circa Diem") que se traduce en "un día". El ritmo circadiano asegura esencialmente que las funciones y procesos de tu cuerpo sean optimizados de acuerdo con un formato de 24 horas. No solo los humanos tienen este ritmo, sino que está presente en diferentes seres vivos. Por ejemplo, los animales nocturnos saben que no deben de abandonar su refugio durante la luz del día para protegerse de ser presas de otros depredadores. Similarmente, incluso las flores florecen durante el día para obtener la luz del sol.

En los seres humanos, el ritmo circadiano ayuda a coordinar tus sistemas físicos y mentales presentes a través de tu cuerpo. Por ejemplo, el sistema digestivo está preprogramado para producir ciertas proteínas requeridas para digerir la comida que consumes basadas en tu horario típico de alimentación. Igualmente, el sistema endocrino también regula varias hormonas bombeadas alrededor de tu cuerpo.

De acuerdo con tus requerimientos usuales de energía, el ritmo circadiano señala al cuerpo a producir energía acordemente. Si el ritmo circadiano es un marcapasos, su reloj maestro está presente en el cerebro. Está presente en el núcleo supraquiasmático localizado en el hipotálamo. El núcleo supraquiasmático, esencialmente, manda señales específicas a diferentes partes de tu cuerpo para optimizar tu funcionamiento en general.

El núcleo supraquiasmático es extremadamente sensible a la luz, lo que hace que actúe como una señal externa que ayuda a regular todas las distintas señales enviadas para coordinar con el reloj interno presente en tu cuerpo. Esta es la razón principal del porqué el ritmo circadiano está cercanamente asociado con el ciclo del día y la noche. Distintas señales pueden afectar tu reloj maestro, como el ejercicio, la temperatura corporal, la actividad social; pero la luz es el estímulo más poderoso.

¿Te preguntas por qué es importante aprender todo esto? Bueno, para un mayor entendimiento del insomnio y de cómo tu cuerpo funciona, es importante entender las mecánicas básicas del cuerpo humano. El ritmo circadiano es un término con el cual te encontrarás múltiples veces en este libro.

Los relojes biológicos influencian el tiempo de diferentes procesos corporales, y el ritmo circadiano es uno de esos mecanismos.

· · ·

Es esencialmente un reloj biológico, pero no significa que todos los relojes biológicos están confinados sólo al ritmo circadiano. Por ejemplo, varias plantas son biológicamente programadas para adaptarse y ajustarse de acuerdo a las estaciones cambiantes usando un reloj biológico inherente, que funciona bastante diferente en comparación al de 24 horas del ritmo circadiano.

Durante el día, la luz a la cual estás expuesto envía un mensaje al reloj maestro, lo que, sucesivamente, retransmite a diferentes partes del cuerpo para mantenerte despierto y alerta. A medida que la luz se reduce y cae la noche, este reloj biológico incrementa la producción de melatonina, una hormona que te induce al sueño. Una vez esta hormona sea liberada en el cuerpo, es retransmitida a diferentes células para avisar que es tiempo de dormir y descansar un poco.

Así es como el ritmo circadiano te ayuda a mantenerte despierto durante el día y a quedarte dormido durante la noche.

¿Qué pasaría si el ritmo circadiano es perturbado? Si el reloj interno no funciona como debería, tu ciclo de sueño-vigilia es interrumpido. También confunde tus funciones corporales y las procesa. Así, incluso si quieres dormir, serás despierto por completo en la noche una vez este ritmo circadiano no esté funcionando como se supone.

· · ·

Tu calidad general del sueño igual se reducirá. De acuerdo con "El Sistema Circadiano Contribuye al Alargamiento de la Apnea Durante la Noche en la Apnea Obstructiva del Sueño" (2015), un ritmo circadiano interrumpido puede incrementar el riesgo de obtener algún trastorno del sueño como la apnea del sueño. La apnea del suelo es una condición donde los niveles de oxígeno de tu cuerpo se reducen, hay dificultad para respirar.

Si tu sueño es interrumpido de esta forma, te hará sentir cansado y exhausto. Estos dos síntomas se mantendrán contigo al día siguiente. Un ritmo circadiano desalineado o desincronizado puede causar sueño durante el día e incrementar tu riesgo de obtener insomnio. Todos los diferentes factores que causan insomnio interrumpen tu ritmo circadiano efectivamente. Cuando el insomnio se deja sin tratar, este puede resultar en complicaciones en la salud física y mental. Aprenderás más sobre esto en el siguiente capítulo.

3

Familiarízate con el insomnio

EL INSOMNIO ES MUCHO MÁS que la incapacidad para dormir. Como se ha mencionado en el capítulo anterior, es la incapacidad de quedarse o mantenerse dormido incluso cuando tienes la oportunidad de hacerlo. Vencer al insomnio es esencial para tu bienestar en general. En este capítulo, aprenderás acerca de las causas y síntomas del insomnio, además de cómo es diagnosticado.

Síntomas del Insomnio

¿Encuentras increíblemente difícil conciliar el sueño sin importar qué cansado estés? ¿Despiertas en medio de la noche y te mantienes despierto durante horas, preguntándote por qué no puedes conciliar el sueño? Si tu respuesta es sí, no estás solo. La incapacidad para conciliar el sueño es conocida como insomnio, y es la falta de sueño restaurativo.

. . .

Es un problema común que afecta negativamente tu humor, energía y habilidad para funcionar óptimamente. Cada persona requiere distintas cantidades de sueño para sentirse bien en la mañana. Por lo tanto, no es correcto simplemente concentrarse en la cantidad de sueño que obtienes. Por ejemplo, incluso si duermes durante ocho horas, pero te sientes cansado y adormilado en la mañana, significa que estás experimentando alguna forma de insomnio. Por ejemplo, podrás quedarte dormido rápidamente, pero después de un tiempo estarás despierto en cama, simplemente viendo las horas pasar, incapaz de dormir. El insomnio no es un solo trastorno del sueño; es también todas las cosas asociado con ello. El insomnio es a menudo provocado por una variedad de factores, como el exceso de estrés, tomar mucha cafeína, u otros problemas de salud subyacentes.

Hay veces que somos incapaces de dormir. Está bien si pasa de vez en cuando. Si es un fenómeno recurrente, es un síntoma de insomnio. El primer paso para tratar el insomnio es entender sus diferentes síntomas. No es necesario que experimentes todos los síntomas. Aquí hay algunos de los síntomas comunes asociados con el insomnio:

- Dificultad quedarse dormido en la noche.
- Dificultad para mantenerse dormido o batallar para dormir después de despertarse en medio de la noche.
- Sentirse bajo de energía, o cansado durante el día.

- Despertarse antes de completar tus horas de sueño requeridas.
- Síntomas conductuales como irritabilidad, dificultad en el trabajo, dificultad en relaciones interpersonales, o desequilibrios en el estado anímico (sentimiento de agresividad e impulsividad y cambios repentinos).
- Dificultad para concentrarse o alguna otra forma de deterioro cognitivo.

Tipos de insomnio

Cómo un individuo experimenta el insomnio puede diferir de una persona a otra. No todos los casos de insomnio son similares. Hay diferentes tipos de insomnio, y ante todo son categorizados con base en la duración de los episodios. Primero que nada, hay dos tipos de insomnio: a corto plazo y el insomnio crónico. Principalmente, el insomnio está clasificado en estas dos categorías, pero hay otros términos varios usados para describirlo. Otras clasificaciones del insomnio incluyen al insomnio al inicio del sueño, insomnio del mantenimiento del sueño, insomnio mixto, insomnio comórbido, e insomnio de despertar temprano en la mañana. En esta sección, aprenderás acerca de estos diferentes tipos de insomnio.

. . .

Insomnio a corto plazo: El insomnio a corto plazo es también conocido como insomnio agudo o de adaptación. Usualmente involucra breves episodios en los que el individuo tiene la dificultad para quedarse o mantenerse dormido. Este tipo de insomnio es a menudo desencadenado por eventos estresantes en la vida, tales como una pandemia, uso de drogas, la pérdida de un ser querido, recibir un diagnóstico médico trágico; o algún otro cambio importante en la vida. Este insomnio usualmente dura por lo menos tres meses, y a menudo, los síntomas desaparecen con el tiempo. Al tener mucho estrés, la ansiedad se desencadena, y mayormente esta desaparece tan pronto como la condición subyacente que ocasionó el estrés y ansiedad se solucione. Por ejemplo, si estás teniendo un mal momento al dormir porque terminaste una relación a largo plazo, podrías experimentar insomnio agudo. Sin embargo, una vez hayas lidiado con ese gran cambio en tu vida y hayas afrontado al estrés que provocó, cualquier dificultad al dormir que experimentaste también se irá.

El insomnio agudo puede no parecer un problema en sí mismo. Si se deja sin tratar, puede convertirse rápidamente en insomnio crónico. El insomnio agudo puede afectar a cualquiera, independientemente de la edad o género. Sin embargo, de acuerdo con el estudio "Diferencias en el Insomnio por el Sexo: Un Meta-Análisis" (2006), la diferencias sí eran notables. Las mujeres son más susceptibles a este insomnio que los hombres.

. . .

De acuerdo con el estudio "Trastornos del Sueño en el Embarazo" (2019), el insomnio agudo puede también ser desencadenado durante el embarazo o menopausia. Así como con cualquier otro problema en la vida, los más pronto actúes en ello, lo más rápido los síntomas desaparecerán.

El insomnio crónico: A diferencia del insomnio a corto plazo, el insomnio crónico es una condición a largo plazo. Un individuo con esta condición experimenta insomnio en un promedio de tres veces cada semana, durando más de tres meses. Como se mencionó con anterioridad, el insomnio agudo desaparece en no menos de tres meses. Si no lo hace, y se mantiene por más tiempo, ya se denomina insomnio crónico. Aquellos con insomnio crónico usualmente tienen un historial de dificultades para dormir. Las necesidades de tu cuerpo pueden ser persistentes y no irse debido a la incapacidad para obtener el sueño necesario. De hecho, puede ocurrir frecuentemente, y los episodios pueden durar más de un mes.

Existen varios problemas potenciales causados debido al insomnio crónico. Así como con el insomnio agudo, situaciones estresantes pueden ocasionar insomnio crónico. Sin embargo, es a menudo causado debido a un horario del sueño irregular, trastornos de la salud mental, cualquier condición física subyacente, mala higiene del sueño, medicación, o algún otro trastorno del sueño.

· · ·

Otra similitud con el insomnio agudo es que el crónico prevalece más en las mujeres que en los hombres.

Ahora que ya tienes entendidas las dos clasificaciones principales del insomnio es tiempo de mirar a las otras categorías:

El insomnio al inicio del sueño: Si tienes alguna dificultad para quedarte dormido, puede ser categorizada como insomnio al inicio del sueño. No significa necesariamente tener la dificultad para quedarse dormido en la noche. Por ejemplo, un trabajador por turnos puede batallar al quedarse dormido cada vez que intenta hacerlo. Si constantemente continúas moviéndote de un lado a otro, pero sin realmente conciliar el sueño, esto es asociado con el insomnio al inicio del sueño. Incluso después de pasar de 20 a 30 minutos en la cama, si batallas para conciliar el sueño, tu insomnio cae en esta categoría. La incapacidad para conciliar el sueño reduce esencialmente tu tiempo de sueño en general. Por lo tanto, los efectos adversos de la falta de sueño se mantienen hasta el día siguiente.

Insomnio del mantenimiento del sueño: Algunos individuos pueden conciliar el sueño, pero batallan para mantenerse dormidos durante la noche. Si no puedes mantenerte dormido, tu cuerpo no tiene la oportunidad para entrar al sueño MOR.

. . .

La falta de sueño MOR significa que tu cuerpo no obtiene la mejor tasa de sueño que requiere para funcionar óptimamente. Usualmente, aquellos con esta condición se despiertan durante la noche y luego batallan para volver a conciliar el sueño después de eso. Incluso después de gastar de 20 a 30 minutos, ellos siguen de aquí para allá, esperando el dulce sueño. Escaso mantenimiento del sueño o sueño fragmentado disminuye tu calidad y cantidad del sueño que obtienes. Aquellos con este tipo de insomnio a menudo se sienten lentos y cansados el siguiente día y experimentan sueño durante la luz del día.

El Insomnio comórbido: Si el insomnio es causado por una condición primaria o subyacente como dolor físico, ansiedad, depresión, enfermedad por reflujo gastroesofágico, apnea del sueño, o una combinación de algún otro problema de la salud, es conocido como insomnio comórbido. Es también conocido como insomnio secundario. El insomnio no siempre se presenta a sí mismo inesperadamente. Varios factores contribuyen a la aparición del insomnio, tales como factores del estilo de vida como cualquier problema de la salud física o mental subyacente. Aprenderás más acerca de estos factores en la siguiente sección.

Por ahora, pongamos atención en la relación bidireccional entre el insomnio y los problemas de salud. La investigación moderna sugiere que esta relación no puede ser pasada por alto porque el insomnio secundario no puede ser superado a menos que la condición subyacente sea resuelta.

Por ejemplo, la ansiedad o cualquier otro problema mental puede causar insomnio. De hecho, el riesgo de tener insomnio es bastante elevado en individuos con otros problemas. Todos los pensamientos y creencias que te hacen ansioso te pueden mantener despierto en la noche. Incluso cuando tratas de quedarte dormido, la ansiedad previene a tu cuerpo y mente de conciliar el sueño. Cuando no se trata la ansiedad rápidamente se transforma en insomnio. Esta relación entre el insomnio y condiciones de salud es extremadamente complicada, y clasificar al insomnio como insomnio comórbido se vuelve dificultoso. De la misma manera, diferentes factores conllevan al insomnio, e identificar una sola causa no es siempre posible.

Insomnio de Despertar Temprano en la Mañana: ¿A menudo despiertas antes de que tu alarma suene en la mañana? ¿Te despiertas un par de horas más temprano de lo que esperabas? Si tu respuesta es sí, entonces podrías tener insomnio de despertar temprano en la mañana. Como el nombre lo sugiere, en este tipo de insomnio, un individuo se levanta a menudo bastante temprano en la mañana. Esto también puede ser visto como parte del insomnio de mantenimiento del sueño. Sin embargo, debido a la diversidad de síntomas y causas, hay una diferencia en las opiniones profesionales. No importa la clasificación, se presentan los mismos inconvenientes como cualquier otro tipo de insomnio. Tu habilidad de funcionar óptimamente física y mentalmente se compromete debido al insomnio.

. . .

El insomnio mixto: El insomnio mixto no es un término formal, pero se usa para describir de la mejor manera un problema que es la combinación del insomnio al comienzo del sueño, del mantenimiento del sueño y de despertar temprano en la mañana. Es bastante común para los individuos tener un tipo específico de insomnio debido a la superposición de problemas del sueño. En este insomnio, tus síntomas pueden cambiar con el tiempo. Clasificar este insomnio es bastante difícil, y no se engloba específicamente en cualquiera de las otras categorías mencionadas con anterioridad.

Causas del insomnio

Varios factores pueden desencadenar el insomnio. Como se mencionó en la sección anterior, diferentes condiciones subyacentes causan insomnio. La mejor manera de asegurar tu superación del insomnio es entendiendo los factores que pueden desencadenar al insomnio. Por ejemplo, el estrés crónico puede manifestarse a sí mismo como insomnio. Si se deja sin tratar, puede convertirse en un problema mayor. Aprender acerca de las probables causas del insomnio pueden darte una mejor idea de cómo tratarlo. En esta sección, le daremos un vistazo a los diferentes factores.

El estrés: Puede ser bastante complicado obtener el sueño restaurativo y lo que tu cuerpo necesita cuando estás estresado.

Influencia la calidad de las horas de sueño, pero dormir en sí mismo se vuelve problemático. Las relaciones sociales, trabajo, o cualquier otro aspecto en tu vida pueden inducir mucho estrés. Incluso experimentar una situación traumática puede causar estrés, mucho después de ocurrido el evento. La reacción física natural de tu cuerpo al estrés incrementa la hiperactivación. No es solo la reacción física, sino incluso importa tu respuesta mental al estrés. El cuerpo humano es bastante inteligente, pero hay pocas cosas que no entiende. No puede diferenciar entre una amenaza y el estrés mental. Cuando estás estresado, tu cuerpo cambia a un estado hiperactivo para tratar con la amenaza que se presenta. La reacción que experimentarías si estuvieras en una situación de vida o muerte es la misma que se presenta en el estrés o tensión relacionados con el trabajo.

Cuando no se trata el estrés, puede rápidamente abrumarte.

Estar en un constante estado de pelea o de huida envía a tus sentidos a sobremarcha. Si todos tus sentidos son constantemente estimulados, la conciliación del sueño se vuelve cada vez más difícil. El estrés dificulta la conciliación del sueño.

La falta de sueño incrementa tu estrés. Sí, es un círculo vicioso al cual no deberías caer. Una vez te liberes del círculo de estrés e insomnio se vuelve complicado. Algunos individuos son más susceptibles a la influencia del estrés y el insomnio.

De acuerdo con los resultados de "El Impacto del Estrés en el Sueño: La Reactividad Patógena del Sueño es una Vulnerabilidad al Insomnio y a los Trastornos Circadianos" (2018), se comprobó que aquellos con reactividad alta del sueño son más vulnerables al insomnio.

Patrones irregulares del sueño: Podrías usar una alarma para despertarte en la mañana. Bueno, no necesitas ninguna ayuda externa porque tu cuerpo tiene su propio reloj biológico interno. Este reloj biológico es conocido como el ritmo circadiano. Sigue esencialmente los patrones del día y la noche para decidir cuándo es tiempo para dormir. Aquellos con dificultades para dormir a menudo tienen un ritmo circadiano desalineado, lo que les previene de quedarse dormidos en la noche.

Si este ritmo interno se desincroniza, tu cuerpo no podrá distinguir si debe estar despierto o dormido. Las causas comunes son un horario irregular del sueño, descompensación horaria, o cambios en el horario de trabajo. Por ejemplo, si sueles trabajar toda la noche, tu cuerpo necesitará dormir durante el día. Si te mantienes en ese horario durante un tiempo, se te hará difícil deshacerte de este en un futuro. Incluso cuando comiences a trabajar durante el día, cualquier cambio en la zona horaria también puede confundir al ritmo circadiano de tu cuerpo. Hasta que no te acostumbres a la nueva zona horaria, experimentarás insomnio.

· · ·

Condiciones de salud mental: De acuerdo con "Insomnio y exceso de somnolencia durante el día" (2020), cerca del cuarenta por ciento de los individuos con insomnio tienen también un problema mental. Hay diferentes trastornos de salud mental, tales como depresión, ansiedad, o incluso trastornos bipolares que pueden desencadenar al insomnio. Estas condiciones usualmente desencadenan pensamientos incómodos e innecesarios que ocasionan una hiperactiva excitación mental. Cuando tu mente es estimulada extremadamente y está pensando varios pensamientos, quedarse dormido se vuelve dificultoso. De acuerdo con "Insomnio Crónico, un Factor de Riesgo para Desarrollar Ansiedad y Depresión" (2007) se observó que el insomnio podría empeorar otros más trastornos relacionados con la ansiedad. Una vez más, al igual que con el estrés, las condiciones de salud mental pueden ocasionar insomnio o pueden ser empeoradas por él.

Factores del Estilo de Vida: Tu estilo de vida juega un papel mayor cuando se trata de crear hábitos y rutinas.

Cuando empieza a hacer las cosas una y otra vez, esto se arraiga en una pequeña parte de tu cerebro, y un hábito se establece. Cuando constantemente haces cosas en un horario específico o regularmente sigues ciertos hábitos, se convierte en rutina. Por ejemplo, tan pronto como tú te levantes en la mañana, podrías estar acostumbrado a lavarte los dientes. ¿Por qué haces esto? Bueno, porque estás habituado a ello.

De la misma manera, varios factores del estilo de vida pueden desencadenar el insomnio.

Un error común que mucha gente hace es que creen erróneamente que dormir durante el día compensa la falta de sueño durante la noche. Bueno, esto no es correcto. De hecho, esto podría empeorar el insomnio. Tomar una siesta durante el día o más tarde, en la noche, puede desincronizar de golpe al ritmo natural de tu cuerpo.

Cualquier actividad que estimule a tu cerebro, especialmente tarde, en la noche, puede prevenirte de quedarte dormido en la noche. Ya sea estés jugando video-juegos o trabajando hasta tarde, tu mente estará bastante activa. Cuando está activa y estimulada, no podrás conciliar el sueño. Esta es también una de las razones por las que es aconsejado que no pases mucho tiempo en un dispositivo que emita luz azul, especialmente tarde en la noche. Cuando tu cerebro es expuesto a la luz azul, es engañado y conducido a creer que es de día cuando realmente ya es hora de dormir.

Establecer una saludable rutina de sueño se vuelve difícil si empiezas a compensar la pérdida de sueño corriendo tu horario de despertar más tarde de lo usual. Por ejemplo, si tú eres incapaz de dormir hasta temprano en la mañana, vas a despertar más tarde de lo usual.

. . .

Hacer esto de vez en cuando es aceptable. Si te acostumbras a esto, el ritmo natural de tu cuerpo se va a desincronizar.

No solo las actividades, sino que hay diferentes factores asociados a la vida diaria que pueden desencadenar el insomnio, así como la dieta. Por ejemplo, consumir cualquier bebida con cafeína tarde en la noche estimula a tu mente y te previene de quedar dormido. La próxima vez que seas tentado a tomar café a las 6 P.M. porque necesitas estar despierto, piénsalo otra vez. Incluso si te ayuda a estar despierto por un tiempo, te previene de quedarse dormido.

No solo la cafeína, sino que hay otros estimulantes de los cuales te debes de alejar, tales como la nicotina y el alcohol.

Es un malentendido que la nicotina te calma, especialmente cuando estás estresado. De hecho, la nicotina es un estresante que empeorará tu experiencia con el estrés.

Deja de consumir alcohol tarde en la noche si quieres superar al insomnio. El alcohol es un depresivo, y puede afectar tu estado anímico. Al principio puede hacerte soñoliento, pero más tarde te dará problemas para conciliar el sueño. El consumo del alcohol en la noche puede resultar en un sueño perturbado y fragmentado. Ninguna de estas cosas son deseables si estás dispuesto a vencer al insomnio.

. . .

Tu dieta importa mucho cuando se trata de patrones del sueño. Siempre que consumas comidas pesadas, una parte importante de su energía se destina a la digestión. Comida picante y comidas pesadas pueden interrumpir tu sueño en la noche porque estas incrementan el estrés en el sistema digestivo. Si tu sistema digestivo está en sobremarcha, no podrás conciliar el sueño.

Condiciones de salud físicas: Si estás en un dolor físico o experimentando incomodidad, conciliar el sueño se vuelve difícil. ¿Al acostarse incómodamente en la cama, cómo es posible quedarse dormido? Incluso si lo haces, hay muchas probabilidades de que te despiertes en la mitad de la noche. De acuerdo con "La Asociación del Sueño y el Dolor: una actualización del camino delante" (2013), pensar acerca del dolor que estás experimentando incrementa las probabilidades de mantenerse despierto durante la noche. De hecho, esto puede empeorar en un futuro los trastornos del sueño que estás experimentando. También se cree que los problemas de salud subyacentes como las diabetes tipo dos pueden desencadenar insomnio. Cualquier dolor de neuropatía periférica aumenta la necesidad de su innato, lo que, sucesivamente incrementará la necesidad de insulina. Esto, acoplado con cualquier cambio rápido en los niveles de azúcar en la sangre, tiende a interrumpir el ciclo de sueño.

. . .

Medicaciones: Un efecto secundario común de algunas medicinas usadas para tratar problemas asociados con la hipertensión, inflamación, o asma pueden resultar en insomnio. Algunas veces incluso las medicinas para el resfriado y la gripe que contienen alcohol y antihistamínicos desencadenan ausencia del sueño. La medicación comúnmente usada para tratar ansiedad, el hipotiroidismo o la depresión; y cualquier otro estimulante simpaticomimético pueden causar también insomnio. Algunas medicinas pueden causar somnolencia durante el día, lo cual interrumpe el ritmo natural de tu cuerpo. También podrías tener insomnio si de golpe dejas de tomar una medicación específica. El insomnio es el efecto secundario de retirada o cualquier otra reacción que tu cuerpo experimenta una vez dejes de tomar una medicación específica. No son solo tus condiciones de salud las que desencadenan el insomnio, incluso la medicación que utilizas para sobrellevar estas condiciones puede resultar es este problema.

Condiciones neurológicas: El riesgo de insomnio es significativamente mayor en individuo con un problema neurológico preexistente o un trastorno neurodegenerativo.

Esto también incluye trastornos del neurodesarrollo. Los trastornos neurodegenerativos como el Alzheimer y la demencia pueden interrumpir el ritmo circadiano natural de tu cuerpo. Una vez se ha interrumpido, confunde a tu cuerpo en su percepción diaria de un interruptor simple que regula su ciclo de sueño-vigilia. La hiperactividad también es desencadenada por trastornos neurodegenerativos como el ADHD o el trastorno de déficit de atención.

De acuerdo con "El Autismo y los trastornos del Sueño" (2015), aquellas personas con el trastorno del espectro autista tienden a sufrir de insomnio y otros problemas para dormir. Estas condiciones prevalecen en niños, pero sus oportunidades de desarrollarlas en la adultez son bastante elevadas.

Trastornos del sueño específicos: De acuerdo con un estudio centrado en la apnea del sueño en 2015, cerca del veinte por ciento de los individuos sufren de apnea del sueño obstructiva. La apnea del sueño obstructiva causa dificultades al respirar e interrupciones temporales del sueño.

Estos pueden ser factores subyacentes que causan insomnio.

También puede resultar en somnolencia durante el día, haciendo difícil para ti conciliar el sueño durante la noche.

El síndrome de las piernas inquietas causa una involuntaria y fuerte urgencia de mantener en movimiento las piernas.

. . .

Esto puede prevenir a tu cuerpo de conseguir una noche de buen descanso; necesita funcionar óptimamente. O cualquier otro trastorno que cause cualquier comportamiento anormal o movimientos del cuerpo en la noche, conocidos como parasomnias, pueden interrumpir tu sueño nocturno.

Algunos ejemplos de parasomnias son el parálisis del sueño, sonambulismo y terrores nocturnos.

Diagnosis del Insomnio

Los doctores y practicantes de la salud comúnmente emplean varios métodos para diagnosticar el insomnio. El diagnóstico es también a menudo basado sobre cualquier síntoma único que se pueda presentar. La mayoría de los métodos usados para diagnosticar insomnio pueden ser realizados en casa; otros requieren que hagas una cita con el doctor. Hay algunas herramientas para diagnosticar y cuantificar cualquiera de los síntomas exhibidos por un individuo con insomnio. Pruebas de sangre, preguntas acerca de los patrones y hábitos de sueño del individuo, responder un cuestionario acerca del historial médico, o incluso realizar un estudio de sueño durante la noche para observar son algunas de las herramientas para diagnosticar insomnio. Los resultados que los doctores reciban de estas herramientas son enlistados para determinar la severidad del insomnio de uno. Veamos detalladamente acerca de cada una de estas herramientas.

. . .

Un registro de sueño es un diario que necesitas llenar diariamente. En este diario necesitas mantener un registro detallado de todo lo asociado con tu sueño. Desde el momento que concilies el sueño hasta que te levantes en la mañana: ese será el registro detallado de esta herramienta. Un registro de sueño es usado por el doctor o el practicante de la salud para entender qué causa el insomnio.

Un inventario del sueño es un registro del mismo que incluye un cuestionario respecto a diferentes aspectos de tu salud y bienestar, tales como el historial médico, salud personal y patrones de sueño. Contestando este cuestionario, el doctor obtiene una mejor visión acerca de lo que está causando el insomnio. También puede ser usado para crear un plan de acción para sobrellevar esta condición. De hecho, una vez que empieces a mantener un registro y un inventario del sueño discerniendo la condición subyacente de los factores que contribuyen a nuestro insomnio, este puede ser superado. Al momento de que obtengas un mejor entendimiento de las condiciones subyacentes, manejar los síntomas del insomnio se vuelve más fácil. Por ejemplo, si descubres que duermes temprano en días que estás extremadamente cansado debido al trabajo, se vuelve fácil determinar que el estrés causa somnolencia. Si conoces la razón por debajo, podrás comenzar a manejar tu estrés para asegurar que no tendrás insomnio.

Como se mencionó en la sección anterior, el insomnio puede conllevar a una variedad de condiciones de salud subyacentes. Si tienes una condición de salud específica que te esté causando somnolencia, una prueba de sangre lo revelará. Por ejemplo, tú podrías tener diabetes tipo dos, pero no estabas enterado hasta ahora.

El insomnio que estés experimentando podría probablemente ser una manifestación de este problema.

Otra herramienta común usada para diagnosticar el insomnio es un estudio del sueño, conducido para obtener más información acerca de tus patrones y hábitos del sueño durante la noche. Prácticamente necesitas pasar la noche en un laboratorio, donde serás monitoreado mientras duermes.

La polisomnografía o estudio del sueño es usada para diagnosticar trastornos del sueño. Durante este estudio, tus ondas cerebrales, tus niveles de oxígeno en la sangre, tu respiración y frecuencia cardiaca, y tus movimientos de pierna serán registrados.

Si te percatas que tu incapacidad para quedarte dormido se está volviendo lentamente un patrón, y que eres incapaz de liberarte de este, busca ayuda inmediatamente.

4

El Insomnio y la Salud

¿CÓMO TE SIENTES cuando no obtienes el sueño suficiente durante la noche? Aquellas noches cuando estás acostado, completamente despierto, mirando al reloj, preguntándote ¿por qué no soy capaz de dormir? Probablemente te sentirás cansado, malhumorado e irritado al día siguiente. Perderse las 7-9 horas por excelencia de sueño de calidad por la noche te hará sentir cansado y aturdido. Sin embargo, cuando esta condición no es inmediatamente resuelta y se convierte en insomnio, la privación del sueño se convierte espantosamente en realidad. No solamente tu salud física está comprometida, sino que también tu bienestar mental recibe el golpe. Desde acumular unos kilos de más hasta un sistema inmune debilitado, la privación del suelo puede causar estragos en tu bienestar en general.

Si no obtienes sueño suficiente, tu cuerpo no puede funcionar óptimamente.

· · ·

Como se mencionó en el primer capítulo, la comida, el sueño y el ejercicio son las tres cosas que tu cuerpo necesita para su bienestar. Mientras duermes, tu cuerpo funciona en segundo plano para sanar y restaurarse a sí mismo. Tu cerebro está trabajando duro para forjar nuevas conexiones neuronales mientras fortalece tu memoria. Cuando no obtienes sueño suficiente, u obtienes sueño de baja calidad, estos sistemas no pueden funcionar eficientemente. De acuerdo con el estudio llamado "La duración del sueño y mortalidad por todas las causas: una revisión sistemática y un meta análisis de estudios prospectivos" (2009), la privación del sueño incrementa la tasa de mortalidad y el riesgo de una muerte prematura. ¿Recuerdas el dicho "al que madruga Dios le ayuda"? Bueno, resulta que este dicho es bastante cierto y por todas las razones correctas. Las horas perdidas de sueño están destinadas a dañar distintos aspectos de tu vida. El más común de los síntomas del insomnio incluyen cansancio y somnolencia durante el día, cambio de humor y bostezos frecuentes. Aparte de estos síntomas externos y visibles, el insomnio daña tus mecánicas internas también. En esta sección, le daremos un vistazo a los efectos dañinos del insomnio.

El Sistema nervioso central y el insomnio

El sistema nervioso central es la autopista principal del cuerpo, que transporta información de una célula a otra.

. . .

Para que el sistema nervioso central funcione correctamente necesitas suficientes horas de sueño. La habilidad del sistema para mandar, recibir y procesar la información es obstaculizada significativamente por el insomnio. Cuando estás durmiendo, las vías neuronales (los enlaces entre neuronas) en el cerebro se refuerzan. Estas vías te ayudan a aprender nueva información y retener todo lo que has aprendido.

Si tu cuerpo está privado del sueño, tu cerebro también lo está. Así como el cerebro no podrá trabajar en fortalecer y preservar las vías neuronales, tampoco podrá realizar deberes que se supone que debería hacer. Esto puede hacer que el aprendizaje sea bastante difícil. La privación del sueño puede reducir la coordinación entre tu cuerpo y mente debido al retraso de los impulsos neuronales. Piensa al cuerpo humano como una máquina y al cerebro como el motor de esta. Si la máquina está constantemente trabajando, ¿qué pasará con el motor? Tarde o temprano, el motor se calentará y no funcionará óptimamente. Bueno, esto es más o menos lo que le pasa a tu cuerpo debido al insomnio. Un retraso en el intercambio de señales y la reducción de la coordinación entre el cuerpo y la mente incrementan el riesgo de accidentes.

También se cree que la privación del sueño daña tu capacidad mental y tu bienestar emocional. ¿Cómo te sientes después de dormir bien por una noche? Probablemente te sientas energético, fresco y lleno de energía que te llevará a través del día.

Si estás experimentando insomnio, lo más probable es que estés experimentando los efectos de la privación del sueño. Sin energía, se vuelve dificultoso mantenerse optimista y positivo durante el día. También daña tu bienestar emocional. Cuando todos estos factores se combinan, te hacen más impaciente, incrementa tus cambios de humor, y compromete tus habilidades de toma de decisiones.

Cuando no se trata, la privación crónica del sueño puede inducir alucinaciones e incluso desencadenar trastorno de bipolaridad. También incrementa el riesgo de otros problemas de salud mental como la ansiedad, depresión, paranoia, y la ocurrencia de pensamientos suicidas. Puede incrementar los casos de episodios de microsueño. El microsueño está categorizado como el momento en el que te quedas dormido sin que te des cuenta. Esto ciertamente acrecienta el riesgo por accidentes. ¿Te puedes imaginar qué tan peligroso puede ser dormirse sin que te des cuenta mientras manejas?

El sistema inmunológico y el insomnio

Se cree a menudo que el sueño es restaurativo para el cuerpo. ¿Sabes por qué? Siempre que estés durmiendo, el sistema inmunológico trabaja y empieza a producir los anticuerpos y citoquinas que ayudan a combatir infecciones. El sistema inmunológico de tu cuerpo es la primera línea de defensa contra muchas infecciones y patógenos.

Si no está funcionando efectivamente, incrementará tu susceptibilidad a infecciones y enfermedades. Las citoquinas y los anticuerpos ayudan a tu cuerpo a luchar contra cualquier invasor extranjero dañino o patógenos, como virus y bacterias. Distintas citoquinas promueven el sueño y le brindan a tu cuerpo más tiempo para trabajar en el sistema inmunológico. Cuando tu sistema inmunológico funciona como debería, puede defenderse efectivamente contra la amenaza de enfermedades en potencia.

Al paso del tiempo, la privación del sueño previene a tu cuerpo de construir su armada de anticuerpos y citoquinas.

Un sistema inmunológico debilitado no solamente incrementa el riesgo de contraer una enfermedad, sino que dificulta también la recuperación. Esta es la razón principal por la que los doctores sugieren que los pacientes necesitan horas de sueño suficientes para acelerar la recuperación. Un sistema inmunológico debilitado también incrementa el riesgo de contraer varios problemas de salud crónicos, como trastornos cardiovasculares y diabetes mellitus.

El Sistema respiratorio y el insomnio

Existe una relación intrincada y bidireccional entre el sistema respiratorio y el sueño.

. . .

La apnea obstructiva del sueño (OSA) es un trastorno de la respiración que sucede a la hora de dormir. Esencialmente causa dificultades para respirar al reducir los niveles de oxígeno y su suministro al cuerpo. Esto, sucesivamente, incrementa las probabilidades del sueño interrumpido. Si continúas despertando en medio de la noche para recuperar aliento, conseguir un sueño de buena calidad se vuelve cada vez más difícil. La privación del sueño causada por el insomnio no solo incrementa la aparición de la apnea obstructiva del sueño, sino que también la apnea incrementa las probabilidades de contraer insomnio. Cuando combinas estos factores, creas un círculo vicioso en donde tu sueño se encuentra severamente comprometido. La apnea obstructiva del sueño hace al sistema respiratorio vulnerable y le deja susceptible a infecciones comunes como la gripe y el resfriado. Es, sucesivamente, reduce tu inmunidad también.

La privación del sueño puede empeorar cualquier enfermedad respiratoria existente, como la infección del pulmón crónica.

El Sistema Digestivo y el Insomnio

El riesgo de tener obesidad incrementa cuando no te ejercitas o comes demasiado. Bueno, ¿sabías que la privación del sueño también incrementa el riesgo de obesidad?

. . .

Si estás preocupado por todos los kilos de más que estás acumulando a pesar de hacer ejercicio y comer bien, consulta tu horario de sueño. Como se mencionó en el capítulo anterior, el reloj interno del cuerpo ayuda a controlar diferentes funciones, y la digestión en una de estas. Si el ritmo circadiano está apropiadamente alineado, le indicará a tu cuerpo cuando necesita producir ciertas hormonas asociadas con el sistema digestivo. Cuando este sistema se desincroniza, daña en general a tus funciones digestivas. Las dos hormonas importantes que el sueño regula son la grelina y la leptina, que regulan los sentimientos de hambre y saciedad.

La leptina es la responsable de mandar las señales de saciedad al cerebro. Cuando tu cuerpo no obtiene el sueño que necesita, la producción de grelina se incrementa, y la de leptina disminuye. La grelina es la hormona que induce al hambre. Si la producción de grelina sobrepasa a la de leptina, automáticamente incrementará la urgencia de comer. ¿Acostumbras comer bocadillos a altas horas de la noche? ¿Alguna vez te has preguntado por qué no puedes dejar de comer esos bocadillos nocturnos? Bueno, es porque tu sistema digestivo está desincronizado debido a la interrupción del reloj interno. Esto, sucesivamente, incrementa la producción de grelina en la noche.

. . .

Cuando sufres la interrupción del sueño, tus niveles de energía en general se reducen.

Cuando no te estás sintiendo energético, hacer ejercicio suena como una posibilidad lejana. Comer de más, unido a la falta de ejercicio, conlleva al aumento de peso e incrementa el riesgo de obesidad. Hay otro cambio hormonal causado por la privación del sueño: influencia la producción de insulina. Tu cuerpo libera insulina para digerir la comida que consumes. Debido a la privación del sueño, tu cuerpo libera mucha insulina después de comer. Incluso después de comer, tus niveles de insulina se reducen debido a esto.

Siempre que tus niveles de insulina se reducen, incrementa la necesidad de carbohidratos y azúcares. Esta es la razón del por qué galletas y pasteles suenan como una mejor idea que un tazón de fruta en la noche. La tolerancia de tu cuerpo a la glucosa es también reducida debido a la privación del sueño. Esto aumenta la resistencia a la insulina. La necesidad de tu cuerpo por insulina incrementa cuando comienza a desarrollar una resistencia a esta. Tristemente, el cuerpo no produce más que una cierta cantidad de insulina. La demanda de insulina aumenta en esta condición. Dado que tu cuerpo no puede satisfacer esta demanda, se aumentan los riesgos de contraer diabetes y obesidad.

El sistema cardiovascular y el insomnio

. . .

Hay diferentes aspectos del sistema cardiovascular que funcionan en conjunto para mantener tu salud.

Desde regular la presión sanguínea hasta mantener un control en la inflamación y los niveles de azúcar en la sangre, el sistema cardiovascular hace mucho trabajo. No se trata solamente de tu corazón, sino que también incluye todos los diferentes vasos sanguíneos asociados con el corazón. La privación del sueño daña al corazón y a los vasos sanguíneos presentes en él. Una vez comprometidos, no pueden realizar sus funciones usuales de manera eficiente.

El sistema cardiovascular también ayuda a sanar y reparar todos los vasos sanguíneos en el cuerpo y en el corazón. El riesgo de trastornos cardiovasculares es incrementado significativamente con el insomnio. Como se mencionó, todos los problemas causados por el insomnio, como la obesidad y la diabetes, también dañan la salud cardiovascular. De acuerdo con un estudio, el riesgo de ataques al corazón e infartos se incrementa con el insomnio.

El sistema endócrino y el insomnio

Hay diferentes hormonas presentes en tu cuerpo que realizan diferentes funciones. Por ejemplo, tu cuerpo necesita un mínimo de tres horas de sueño MOR ininterrumpido para producir testosterona. Si te despiertas frecuentemente en la noche y no logras conciliar el sueño, tu cuerpo no completa los ciclos MOR necesarios, lo cual puede reducir la producción de testosterona. Mientras duermes, tu cuerpo produce hormonas del crecimiento.

Las hormonas del crecimiento ayudan a tu cuerpo a construir nuevas células y desarrollar músculos. No solo esto, sino que también ayudan a sanar y reparar cualquier células dañadas y producir células nuevas y saludables. Este mecanismo es conocido como autofagia. La autofagia funciona en segundo plano cuando estás despierto. Sin embargo, este mecanismo es desencadenado efectivamente cuando estás dormido. La autofagia es el mantenimiento y sistema de limpieza interno de tu cuerpo. Es esencial para mantener tu salud en general, desde la eliminación de la acumulación de toxinas hasta la producción de nuevas células.

Todos los procesos en tu cuerpo están interconectados incluso si estos no son externamente visibles. La privación del sueño causada por el insomnio causa estragos en tu cuerpo entero.

Efectos psicológicos de la privación del sueño

Tu salud física y mental se encuentran interconectadas. La privación del sueño no solo daña tu bienestar físico, sino que también tu bienestar emocional y mental. Ya sea que estés peleando con tu pareja, teniendo una discusión en el trabajo, o gritándole a tu hijo, la falta de sueño te hace más impulsivo e intensifica tus respuestas emocionales. ¿Has experimentado alguna de estas situaciones? Bueno, estas ciertamente no son divertidas y no te hacen sentir feliz en algún sentido.

Sin embargo, la reactividad emocional no se restringe a estar malhumorado o gruñón. La mecha corta que te hace fácilmente irritable alrededor de los demás puede ser bastante agotador y cansado para ti. En vez de que tú regules tus emociones, tú eres guiado y manejado por estas.

Esto puede también hacerte extremadamente crítico contigo mismo.

Piensa en cada noche de privación de sueño como el interés acumulado pagable sobre una deuda. Cuanto más largo es el plazo, mayor es el interés que pagas. Incluso una noche de privación del sueño promueve fuertes reacciones emocionales. Esto incrementa las reacciones negativas e incómodas en cualquier situaciones. Ahora, ¿qué pasaría si el insomnio se convierte en tu nueva realidad? Aumentaría la aparición de reacciones tan desagradables y exageradas. Tu reactividad emocional incrementa debido a la privación del sueño crónica. El sueño y las emociones intrincadamente conectadas. Los centros emocionales en el cerebro son estimulados extremadamente cuando tu cuerpo no ha funcionado correctamente. Esto, sucesivamente, incrementa las probabilidades de reaccionar con ira y frustración.

. . .

La amígdala es el centro emocional de tu cerebro. La privación del suelo estimula la amígdala incrementando la aparición de rápidas respuestas emocionales.

Cuando sucede la privación de sueño, la amígdala entra en sobremarcha y causa reacciones emocionales intensas o cualquier situación. No es solo la dificultad y emociones negativas como el miedo y la ira que se estimulan, sino que también el espectro entero de emociones que van desde positivas a negativas es sobre estimulado. Como se mencionó en la sección previa, las redes neuronales son influenciadas por la privación del sueño. Así, la comunicación entre las partes emocionales y racionales del cerebro -la amígdala y la corteza prefrontal- son obstaculizadas. La corteza prefrontal es la responsable de varias tareas importantes y complejas, como el control de tus impulsos.

Cuando esta conexión fracasa, tu habilidad para regular las emociones que experimentas se vuelve engañosa. Si cada pensamiento que pasa por tu cerebro es como un vehículo, la corteza prefrontal actúa como el policía de tránsito.

Siempre que hay una respuesta emocional o un pensamiento pasando a una velocidad incontrolable, la corteza prefrontal les detiene. Cuando se sufre de privación del sueño no se puede hacer esto efectivamente. Las respuestas racionales y cuidadosamente pensadas son reemplazadas por una respuesta emocional.

· · ·

Todos tendemos a experimentar varias situaciones en nuestro día a día que desencadena respuestas emocionales.

Todos estos eventos emocionalmente cargados y experiencias son almacenados en el cerebro como memorias. Como se mencionó antes, tu cerebro utiliza el tiempo de sueño para procesar todas esas memorias. El sueño MOR es esencial para procesar experiencias difíciles y dolorosas. Nosotros vivimos. Reducir la picadura emocional asociada con estas memorias reduce nuestras respuestas emocionales y nos da una perspectiva neutral. Todo el sueño que obtienes en la noche es como un reseteo emocional que te mantiene avanzando sin ser víctima de tus emociones.

La falta de sueño MOR previene al cerebro de procesar racionalmente todos los eventos emocionales que tú viviste. Como se mencionó anteriormente, el centro emocional de tu cerebro es significativamente dañado por la privación del sueño. No es de extrañar que tu actitud general y tu perspectiva hacia la vida también estén empañadas por la negatividad. De acuerdo con psicólogos, la privación del sueño incrementa pensamientos negativos y pensamiento repetitivo negativo.

Esto esencialmente significa que tu cerebro se queda atorado en un patrón negativo de pensamiento del cual no puede liberarse. La cuestión con el pensamiento negativo es que es bastante intrusivo y significativamente difícil de controlar. Ya que tus pensamientos afectan tus acciones, el pensamiento negativo influencia tu estado anímico en general. También puede desencadenar otros trastornos, como la ansiedad y la depresión.

Quedarse obsesionado en un pensamiento negativo te previene de ver y experimentar las cosas desde una perspectiva neutral. Si todas tus acciones son guiadas por pensamientos fuera de lugar, sentimientos, y emociones, no podrás vivir tu vida como deberías. También incrementa la preocupación acerca del porvenir.

La perspectiva negativa, acompañada de reactividad emocional, desencadena ansiedad y preocupación acerca del futuro. Esto es conocido como ansiedad anticipatoria. La privación del sueño resulta en ansiedad, y la ansiedad resulta en privación del sueño. Esto es un círculo vicioso extremadamente complicado que pronto puede consumir tu vida si no se trata. También perjudica las diferentes relaciones y ecuaciones que compartes con los demás. La privación del sueño no es solo dañina para tu bienestar emocional venidero, sino que es dañina para las personas que te rodean. Se cree que la privación del sueño reduce la empatía y gratitud que sientes hacia los demás.

Por ejemplo, si estás constantemente perdido en un patrón específico de pensamiento negativo, repararlo será cosa fácil. Si estás atrapado en este pensamiento, toma tu habilidad para mantenerte racional. Si estás constantemente rumiando acerca de los errores del pasado o momentos en tu vida en donde fuiste explotado por los demás, superarlo se volverá difícil. Esto, sucesivamente, afecta cómo te percibes a ti mismo y a los demás.

Todo se vuelve un desencadenante emocional, y cada respuesta está amplificada. La empatía es tu habilidad de entender lo que los otros están sintiendo. La privación del sueño daña tu razón de empatía. Si no puedes ser empático con los demás, formar y mantener relaciones saludables y felices se vuelve difícil.

5

Tratando el Insomnio

VIVIR con insomnio es raramente fácil y extremadamente frustrante. La falta de sueño, acompañada con la incapacidad de conciliar el sueño incluso cuando se supone que deberías, puede ser fastidioso. Por no hablar de todos los problemas asociados con el bienestar físico, mental y emocional. Así, el insomnio es esencial para tu bienestar en general. Hay dos opciones disponibles. Puedes usar farmacéuticos u optar por terapia alternativa.

Tratamientos médicos

Las medicinas para dormir pueden ayudar a liberar síntomas de insomnio agudo, pero no son ideales para sobrellevar el insomnio crónico. Tomar una pastilla para dormir es fácil, pero se viene con una lista de efectos secundarios desagradables.

· · ·

Estas medicinas necesitan ser prescritas por un doctor con licencia o un profesional de la salud. Necesitas tomar las pastillas en dosis prescritas y nunca automedicarse. Las drogas pueden ayudar a conciliar el sueño, pero no curan la causa del insomnio, SI quieres despedirte de una vez por todas del insomnio, es importante superes la causa principal. Las probabilidades de que vuelvas a padecer insomnio son bastante elevadas si no tomas los pasos requeridos para sobrellevarlo.

Las opciones médicas son bastante sencillas, pero no son los mejores medios para sobrellevar el insomnio, Alguno efectos secundarios de los cuales te tienes que cuidar es la dependencia, tolerancia y retirada de las drogas. Tratar con los efectos secundarios ciertamente reduce el atractivo que estas opciones te ofrecen. Aprenderás acerca de las medicinas para dormir comunes, posibles efectos secundarios, y otros factores que debes considerar antes de usarlos en el siguiente capítulo.

Una vez te des cuenta que tienes insomnio, no olvides hablar con tu proveedor de atención sanitaria acerca de tu condición. Todos necesitamos una pequeña ayuda de vez en cuando, y el insomnio no es una condición que debas pasar por alto. Tan pronto como tomes acciones, más fácil será reparar la situación. Usando los consejos dados en este libro, podrás decir adiós al insomnio.

. . .

Tratamientos no médicos

A diferencia de las drogas dañinas, los tratamientos no médicos son un mejor medio para combatir el insomnio.

Ayudan a cambiar tu comportamiento, cultivar hábitos de sueño saludables y cambiar tu actitud hacia el sueño. El uso de tratamientos no médicos como la TCC o la terapia de restricción del sueño curará la causa subyacente del insomnio. Es esencial que aprendas hábitos de sueño saludables si deseas abordar el insomnio de frente. Estos hábitos ayudarán a mantener los beneficios que ofrecen los tratamientos que se enumeran a continuación.

- Terapia de conducta cognitiva (TCC).
- Terapia de restricción del sueño.
- Terapia de control del sueño.
- Terapia de intención paradójica.
- Terapia de luz.
- Auto hipnosis.
- Meditación.
- Relajación progresiva de los músculos.

Todos los tratamientos alternativos para combatir el insomnio son seguros para los adultos.

• • •

Casi todas las técnicas que se ofrecen en este libro se pueden realizar sin necesidad de ayuda externa. Sin embargo, recuerda ser paciente.

Aparte de estas terapias, tú puedes considerar algunos suplementos naturales, como la melatonina y raíz de valeriana, que pueden ayudar a promover el sueño. Por lo general, es una combinación de uno o más métodos, junto con una buena higiene del sueño que se usa para curar el insomnio. Aprenderás en detalle sobre todos estos métodos y opciones disponibles en las secciones siguientes.

Mientras sigues los diferentes métodos, consejos y técnicas que se discuten en este libro, debes recordar algunas cosas. Debes comprometerte y perseverar. Se necesitan un par de semanas para ver mejoras notables. Entonces, no te rindas en el proceso y sigue intentándolo. Sería mejor si también tuvieras paciencia con tu cuerpo porque aprender cosas nuevas o cambiar un patrón antiguo no es fácil. ¿Estás emocionado de descubrir los secretos para combatir el insomnio? ¡Empecemos de inmediato!

6

Tratamientos médicos

HAY diferentes tratamientos disponibles cuando se trata de combatir el insomnio. Antes de que conozcas los métodos alternativos, analicemos los tratamientos médicos disponibles. Las pastillas para dormir o ayudas para dormir son medicamentos que ayudan a los individuos con insomnio a dormir mejor por la noche. Se cree que las pastillas para dormir son hipnóticos. Se pueden administrar para abordar el insomnio a corto plazo o reducir los síntomas graves que presentas antes de comenzar a considerar la opción de usar píldoras para superar el insomnio. Siempre es mejor buscar tratamientos no médicos. Aprenderás más sobre los tratamientos no médicos en los capítulos siguientes.

No siempre se recomienda el uso de medicamentos para dormir porque solo ayuda a tratar los síntomas del insomnio. La causa subyacente que desencadena el insomnio a menudo no se controla. Esto es perjudicial para tu salud y bienestar en general.

Además, solo es eficaz para tratar a personas con insomnio agudo y no insomnio crónico. Si te recetan ayudas para dormir, es muy probable que tu proveedor de atención médica comience con la dosis más pequeña posible durante una semana como máximo. Antes de considerar el uso de productos farmacéuticos, aquí hay algunos factores que debes considerar.

Factores a considerar

Según al tipo de dosis y a la reacción del individuo al medicamento, existen varios efectos secundarios que pueden causar las pastillas para dormir. Antes de insistir en los diferentes efectos secundarios que pueden tener estos medicamentos, es hora de comprender los diferentes factores que deben tenerse en cuenta antes de tomar estos medicamentos y los tipos comunes de pastillas para dormir que se recetan.

Tomar una pastilla para dormir ciertamente permite que un insomne se duerma. No solo se queda dormido, sino que permanece dormido y mejora la calidad general del sueño.

Sin embargo, hay ciertos factores que debes considerar antes de comenzar a tomar medicamentos. Lo primero que debes considerar son los tratamientos alternativos que se pueden utilizar para curar el insomnio.

. . .

No comiences a tomar estos medicamentos a menos que nada más funcione y utilízalos siempre como último recurso. Nunca te automediques en lo que respecta a las dificultades para dormir. Si tienes alguna condición médica preexistente por esencia, busca la opinión de tu proveedor de atención médica. Tómalo siempre en la dosis prescrita por el médico y no más. Recuerda, estos medicamentos no sustituyen a los hábitos de sueño saludables y naturales. Incluso si estás usando medicamentos, debes esforzarte por cambiar tu estilo de vida y aprender hábitos de sueño saludables si quieres decir adiós al insomnio.

El primer paso para abordar el insomnio es desarrollar una buena higiene y práctica del sueño. Cuando todo esto se combina con la medicación, resulta más eficaz que depender únicamente de tratamientos médicos. Por ejemplo, si los eventos temporales como el desfase horario o un cambio en el horario de trabajo causan insomnio agudo, las ayudas para dormir ayudarán. Si notas que el insomnio persiste incluso después de tres semanas, es hora de consultar a tu médico y obtener una segunda opinión sobre los medicamentos que estás tomando. Si hay algún factor de salud u otros factores psicológicos que te impiden dormir o permanecer dormido por la noche, habla con tu médico al respecto.

Medicinas para dormir comunes

. . .

A continuación, exploraremos los tipos comunes de pastillas que se recetan para dormir y superar el insomnio.

<u>Medicinas Z:</u> Los medicamentos Z funcionan de la misma manera que las benzodiazepinas y se conocen como medicamentos de acción corta. Las pastillas para dormir más comúnmente recetadas en esta categoría son la zopiclona, el zaleplon y el zolpidem. Estos medicamentos se usan comúnmente para tratar a quienes tienen insomnio al inicio del sueño. Es decir, los individuos que tienen dificultades para conciliar el sueño se beneficiarán de estos medicamentos.

<u>Benzodiazepinas:</u> Las benzodiazepinas son los medicamentos más comunes que se usan para combatir el insomnio. Principalmente funcionan como tranquilizantes que ayudan a calmar la mente y a reducir la ansiedad que experimentas. Al promover la relajación, las benzodiazepinas facilitan que tu cuerpo y tu mente se concilien y permanezcan dormidos por la noche. Estos se recetan comúnmente a personas que experimentan estrés extremo debido al insomnio. Sin embargo, a menudo se usan solo para tratar el insomnio a corto plazo porque pueden ser bastante adictivos. Las benzodiazepinas también pueden aumentar la dependencia de tu cuerpo a los medicamentos.

Para prevenir la dependencia innecesaria y reducir el riesgo de adicción, no se utilizan para tratar el insomnio crónico.

Aparte de la adicción y la dependencia, un efecto secundario común de las benzodiazepinas es la somnolencia.

Estos medicamentos no sólo te ayudarán a conciliar el sueño por la noche, sino que es probable que la somnolencia te acompañe incluso cuando estés despierto.

Antidepresivos: A todos aquellos individuos que tienen un historial específico de depresión se les prescriben comúnmente antidepresivos. La melatonina es uno de los antidepresivos más utilizados para tratar el insomnio. Los medicamentos que contienen melatonina pueden proporcionar un alivio instantáneo de los síntomas del insomnio.

La melatonina es una hormona que ayuda a regular tu ciclo de sueño y se produce naturalmente en tu cuerpo. Uno de los productos farmacéuticos más populares que contienen melatonina es Circadin. Recuerda, la FDA no ha aprobado el uso de antidepresivos como tratamiento para el insomnio.

Los antidepresivos tienden a tener un efecto sedante general y, por lo tanto, se usan para tratar el insomnio, pero sólo en personas con antecedentes de depresión. Los efectos secundarios más comunes de los antidepresivos incluyen aumento de peso, irritabilidad, cambios de humor, dolores de estómago, migrañas, mareos y estreñimiento.

• • •

Efectos secundarios de las pastillas para dormir

Los efectos secundarios más comunes de las pastillas para dormir incluyen somnolencia excesiva, dolores musculares por la boca seca y dolores de cabeza, dificultad para concentrarse y estreñimiento. La intensidad y la duración de los efectos secundarios dependen del fármaco, la reacción de uno a la dosis del fármaco, y la duración de la permanencia de los fármacos en el sistema. Estos son otros riesgos y efectos secundarios del uso de pastillas para dormir.

Los medicamentos para dormir pueden aumentar tu nivel de tolerancia a los fármacos. Durante un período, tu cuerpo comienza a volverse tolerante al nivel de medicamento recetado y requiere sobre medicación para obtener el efecto deseado. Esta es una de las razones por las que el uso de pastillas para dormir se considera adictivo. Una vez que comienzas a aumentar la ingesta de estos medicamentos, aumentan el potencial de todos los demás efectos secundarios. No es solo tu tolerancia, sino que también puede aumentar la dependencia. Debido al alto riesgo de tolerancia y dependencia que presentan estos medicamentos, no pueden ser recetados por nadie más que profesionales autorizados. Es posible que llegues a una etapa en la que no puedas dormir sin tomar una pastilla. Otro escenario probable que debes considerar es que la calidad de tu sueño disminuye cuando no tomas estas píldoras.

· · ·

Una vez que tu cuerpo se acostumbre a una tableta específica y haya dependencia, también experimentarás síntomas de abstinencia. Aparte de estos efectos secundarios desagradables, las pastillas para dormir también pueden interactuar con cualquier otro medicamento que consumas.

Los efectos secundarios generales empeoran significativamente si los combinas con analgésicos y otros sedantes. Otro efecto secundario común es el insomnio de rebote. Como su nombre indica, la desagradable condición de insomnio puede presentarse una vez que deje de tomar los medicamentos.

Así bien, los efectos secundarios de estos medicamentos ciertamente superan cualquier beneficio que ofrecen. Estos medicamentos no son una cura permanente para el insomnio y simplemente ayudan a enmascarar los síntomas que experimentes. Si deseas despedirte de esta condición, explora las otras opciones discutidas en los capítulos siguientes.

7

Terapia Cognitivo-Conductual

La terapia cognitivo-conductual (TCC) es una de las técnicas prometedoras para aliviar el insomnio. Antes de aprender cómo se puede utilizar la TCC para curar el insomnio, es importante comprender cómo funciona la TCC. Se basa en el simple entendimiento de que ciertos pensamientos tienden a repetirse repetidamente en el cerebro. Después de un punto, estos pensamientos se convierten en hábitos. La terapia cognitiva funciona reconectando con éxito tu cerebro para eliminar patrones de pensamiento dañinos y reemplazarlos por otros deseables. Al cambiar tu forma de pensar sobre tu insomnio, puedes eliminar cualquier hábito de pensamiento que te impida dormir. Estos son los diferentes pasos que debes seguir para usar TCC para el insomnio.

Empieza por identificar tus pensamientos

. . .

A menos que estés consciente de tus pensamientos, no puedes trabajar para cambiarlos. Entonces, comienza por comprender tus pensamientos. La forma más sencilla de hacer esto es escribirlos, sin importar cuán simples o mundanas parezcan ser. No puedes pelear con algo que no conoces. En lugar de gastar tu tiempo y energía tratando de resolver un problema, busca la causa. Una vez que conozcas la causa, encontrar una solución se vuelve más fácil. Entonces, comienza a escribir tus pensamientos en un diario.

Mantén la mente abierta y deja que tus pensamientos fluyan libremente. No los restrinjas y ciertamente no comiences a categorizarlos. Puedes hacerlo más tarde, por ahora, solo escribe.

Cuestionar tus pensamientos

Todas las personas tienen diferentes perspectivas. El mismo evento puede verse desde diferentes perspectivas. Este es el viejo dilema, es la pregunta del vaso medio lleno o medio vacío. Todo depende de cómo veas una situación u ocurrencia específica. ¿Cuál es la garantía de que todos tus pensamientos son verdaderos? No es necesario que tus pensamientos y declaraciones sean siempre verdaderos o precisos. Ahora que estás consciente de tu pensamiento, pregúntate si es verdadero o falso.

· · ·

Si comienzas a examinar los pensamientos, te darás cuenta de que la mayoría de ellos a menudo son exagerados, basados en sus inferencias de sucesos, e irracionales. ¿Qué sentido tiene insistir en esos pensamientos cuando no son ciertos? Esto nos lleva al siguiente paso.

Reemplaza tus pensamientos

Si comprendes que algunos pensamientos son erróneos, engañosos o dañinos, anótalos. Ahora, comienza conscientemente a reemplazar estos pensamientos con creencias agradables y útiles. Por ejemplo, si un pensamiento desagradable sigue apareciendo en tu cabeza, "Nunca puedo dormir lo suficiente", di a ti mismo, "No estoy durmiendo lo suficiente en este momento". Al cambiar esta oración, le has dado un giro positivo. Muestra que el problema por el que estás atravesando es transitorio y no un escenario permanente.

Quitando la permanencia de su suposición, instantáneamente has convertido un pensamiento desagradable en uno agradable. Empieza a hacer esto con todos tus pensamientos. Trata de darles un giro positivo. Después de todo, ¡el vaso también está medio lleno!

Concéntrate en los reemplazos

. . .

Cada pensamiento que tienes se debe a una vía neuronal en el cerebro. Si una vía neuronal específica se activa continuamente, aumenta la aparición de un pensamiento. Puedes enseñarle a tu cerebro a tener pensamientos más positivos en lugar de concentrarse en los negativos. Cuando sigues teniendo un pensamiento positivo, durante un período, la red neuronal asociada con él se vuelve fuerte. Cuando se repite durante períodos prolongados, se convierte en un hábito.

Mientras usas TCC para el insomnio, debes recordar que le estás enseñando a tu cerebro nuevos hábitos. Sin embargo, no es un hábito completamente nuevo, pero uno se reemplaza por otro. Se forma un vacío si quitas un hábito y no lo reemplazas. Por ejemplo, los adictos a la nicotina tienden a aumentar de peso una vez que dejan de fumar. Esto se debe a que, consciente o inconscientemente, han reemplazado su hábito de fumar por comer. ¿Ves lo que pasó? Quitaron un hábito y crearon un reemplazo. El cerebro siempre necesita un reemplazo.

Supongamos que hay un vacío, aumentan las posibilidades de caer en los viejos hábitos. Además, es posible que al cerebro se le ocurra un nuevo hábito que no necesariamente te guste. Un cerebro es una herramienta poderosa y la buena noticia es que está completamente a tu disposición.

· · ·

Identifica y acepta esta verdad. Se vuelve más fácil formar hábitos positivos y deseables.

Mientras usas la TCC para lidiar con la ansiedad del sueño, comienza por identificar el pensamiento específico que te mantiene despierto por la noche. Aquí hay algunos ejemplos de pensamientos negativos asociados con el sueño:

- No puedo dormir, independientemente de lo que haga.
- No podré dormir esta noche.
- No podré volver a dormir si me despierto en medio de la noche.
- Sé que no tendré un buen sueño.
- Estaré cansado y malhumorado mañana.
- Voy a estar inquieto durante toda la noche.
- Mi insomnio me impide dormir.
- Estoy indefenso e impotente contra el insomnio que experimento.

Si tienes insomnio, es muy probable que hayas tenido esos pensamientos en un momento u otro. Estos pensamientos pueden parecerte verdaderos. Sin embargo, si sigues teniendo estos pensamientos con regularidad, se envía un mensaje específico al subconsciente. El mensaje es que dormir es malo o que es una amenaza para su bienestar general. Cuando se repite, este mensaje se queda atascado en el subconsciente.

Tu cuerpo comienza a trabajar conscientemente para evitar dormir, para prevenir esta amenaza mal percibida. En tu intento por mejorar tu capacidad para dormir, sin saberlo, has saboteado tu ciclo de sueño.

Aquí es donde la TCC entra en escena. Una vez que hayas escrito los pensamientos negativos que tienes sobre el sueño, ten en cuenta que no son más que pensamientos. A menos que actúes de acuerdo con los pensamientos, no se convertirán en hábitos. Dado que tienes un control total sobre tu red neuronal, es hora de cambiar tu patrón de pensamiento.

Deja de obsesionarte con los pensamientos negativos del sueño y reemplázalos con los deseables.

Un error que debes evitar mientras usas TCC es evitar pensar. Cuando te dices que no debes pensar en algo, tu cerebro comienza a concentrarse en ello. Es por eso que las personas siguen pensando en comer alimentos poco saludables mientras intentan cambiar sus patrones de alimentación. El cerebro está tratando de llenar el vacío que creaste. No reprimas ni evites tus pensamientos. En cambio, enfréntalos de frente. Abordar tus pensamientos es el único camino a seguir.

Una vez que hayas reemplazado los pensamientos negativos por los positivos, escríbelos.

También puedes grabar estos pensamientos en video o audio y escucharlos. Repetirlos en voz alta hace que sea más fácil para tu cerebro aceptarlos. Siempre que lees algo en voz alta, estás activando tus sentidos visuales y auditivos.

Involucrar estos dos sentidos aumenta tu capacidad para concentrarte en el nuevo pensamiento que estás cultivando.

También reduce las posibilidades de que otros pensamientos aparezcan en tu cabeza. Leer en voz alta realmente ayuda a reconfigurar tu cerebro con nuevos pensamientos. Piensa en estos nuevos pensamientos como afirmaciones positivas. No te concentres en los pensamientos negativos. Una vez que los hayas conocido, te da más control sobre ellos. La TCC es bastante simple, y puedes personalizar el guion de acuerdo con tus necesidades y requisitos.

8

Terapia de Control de Estímulos

¿Has oído hablar de Yuri Pavlov? ¿Suena alguna campana? Perdona el juego de palabras, pero la teoría de Pavlov se puede utilizar para abordar el insomnio. Pavlov fue un fisiólogo ruso de renombre mundial que ideó la teoría del condicionamiento clásico. Para probar su hipótesis, Pavlov siguió repartiendo comida a un perro y tocó una campana al mismo tiempo. Después de un tiempo, el mero sonido de la campana podía hacer que el perro salivara, incluso cuando no se ofrecía comida. Logró acondicionar con éxito al perro y su respuesta a una señal externa.

Sin saberlo, terminamos exponiéndonos a varias señales externas que desencadenan una respuesta básica. Por ejemplo, los sobrevivientes de cáncer a menudo se quejan de náuseas y ganas de vomitar cada vez que regresan al lugar y reciben quimioterapia. Mucho después del final de las sesiones, las náuseas no desaparecen. La sensación de náuseas se desencadena cada vez que regresan a un hospital.

Aunque ya no reciben quimioterapia, su cerebro ha sido condicionado para producir una reacción específica debido a un desencadenante ambiental (el hospital). Todos tendemos a formar tales patrones y asociaciones.

El insomnio es bastante problemático de tratar, y no solo para el individuo. Como se mencionó en los capítulos anteriores, los efectos emocionales y mentales del insomnio pueden dañar las relaciones en la vida de un insomne. Las asociaciones y las expectativas son bastante poderosas. Esta es una de las razones por las que los placebos se utilizan a menudo en ensayos para probar la eficacia real de un fármaco. A veces, incluso un placebo puede ayudar a abordar un problema. El conocimiento de que se le está dando algo que puede resolver su problema por sí solo es una motivación poderosa para generar una respuesta deseable.

Estamos constantemente expuestos a diferentes estimulantes de nuestro entorno habitual, que pueden desencadenar insomnio. Antes de irte a la cama, trata de limitar el tiempo que pasas frente a la pantalla y no trabajes demasiado.

Aprender a disminuir la excitación mental asociada con el insomnio, que te impide dormir, es importante. ¿Entonces, cómo puedes hacer esto? ¿Cómo disminuir esta estimulación innecesaria, que te impide ir y quedarte dormido por la noche?

Antes de abordar la cuestión de eliminar las asociaciones negativas del sueño, es importante determinar si existe alguna asociación en tu mente. Si es así, ¿en qué medida están obstaculizando tu capacidad para dormir? Tómate un momento, cierra los ojos y visualiza que te estás preparando para ir a la cama.

Visualiza que has entrado en tu dormitorio y estás a punto de meterte en la cama. Ahora, ¿cuáles son los diferentes pensamientos, sentimientos o emociones que experimentas?

Quizás estés lleno de una extraña sensación de miedo al pensar en irse a dormir. El solo hecho de pensar en dormir puede provocar estrés. No es necesario tener una reacción emocional severa a este pensamiento, pero es posible que te sorprenda al descubrir que no experimentas nada agradable.

La terapia de control de estímulos ayuda a cambiar el disparador específico que existe en tu mente y su respuesta.

Para hacer esto, necesitas cambiar el disparador emocional y reducir la intensidad del disparador. A continuaciones te presentamos los pasos a seguir para utilizar la terapia de estímulo para combatir el insomnio:

1. **Entendiendo la asociación:** El primer paso es comprender las asociaciones que tienes con el sueño. Regresa a la visualización anterior sobre el dormitorio e imagina cómo te sientes antes de acostarte. ¿Tuviste un sentimiento positivo cuando pensaste en tu dormitorio? ¿Te sentiste estresado y ansioso? ¿Sientes esta ansiedad justo antes de acostarte o te molesta durante horas antes de acostarte? Todo esto puede denominarse ansiedad por el desempeño. Sí, la ansiedad por el desempeño también es un atributo del insomnio. En una escala del 1 al 10, ¿cómo calificaría este pavor, ansiedad o miedo que experimentas? 10 es el nivel más alto de estrés. Independientemente del número que elijas, no te preocupes. Este es el primer paso del proceso. En esta etapa, simplemente estamos determinando y entendiendo la asociación que tienes sobre el sueño.

2. **Mantén la calma:** El segundo paso del proceso es calmarse. Está bien sentirse asustado o ansioso. Sin embargo, estas son solo emociones y están bajo tu control. Cierra los ojos, respira profundamente un par de veces, cuenta hasta diez y ábrelos lentamente. Ahora, regresa a la visualización anterior de tu dormitorio. En lugar de verlo desde tu perspectiva, piensa en la situación desde una perspectiva neutral. Deja tus opiniones y piensa en ello como un extraño. Ahora bien, ¿cómo calificarías la idea de irte a la cama? Probablemente no parezca tan

abrumador como lo hiciste. Una vez que estés calmado y compuesto, tu parte racional del cerebro comienza a funcionar nuevamente. Racionalmente, no hay nada desagradable o aterrador en el dormitorio o en el proceso de prepararse para dormir. Esto nos lleva al paso final de la terapia de control de estímulos.

3. **Cambiando el ambiente:** A veces, cambiar el ambiente del dormitorio puede hacer maravillas. Todos tendemos a crear asociaciones con tareas, actividades e incluso entornos específicos. Por ejemplo, si no puedes dormir en tu habitación, ¿por qué no consideras remodelar la habitación? Tal vez cambies el colchón, compres persianas nuevas, cambies las luces, etc. Al hacer algunos cambios en la habitación, puedes aumentar tu comodidad general y hacer que el dormitorio sea más atractivo.

4. **Consejos para crear una asociación positiva:** Ahora que estás consciente de tus asociaciones negativas con el sueño, es hora de reemplazarlas por asociaciones positivas. Como se mencionó en el capítulo anterior sobre la TCC, es necesario reemplazar un hábito antiguo por uno nuevo. Si no lo haces, tu cerebro se queda con sus propios dispositivos y podría llegar a un arreglo que no sea agradable. Entonces, ¿cómo se puede crear una asociación positiva con el sueño?

El insomnio condicionado es la incapacidad de conciliar

el sueño o permanecer dormido debido a una asociación que has formado en tu mente. El propio dormitorio, apagar las luces y tratar de dormir, puede convertirse en un estímulo que desencadena una emoción negativa como la preocupación o la frustración. Estos sentimientos te impiden ir y permanecer dormido. Muchos insomnes a menudo se sienten bastante cansados antes de irse a la cama, pero en el momento en que se dejan caer en la cama, comienzan a sentir sentimientos y pensamientos incómodos.

Esta es una señal de que se ha condicionado el insomnio.

Mientras sigues los pasos discutidos en la etapa anterior, habrá ocasiones en las que no podrás pensar en todo con cuidado. Aquí hay algunos pasos simples que puedes comenzar a seguir a diario para aliviar el insomnio lentamente.

El primer paso es repensar el entorno de tu dormitorio y las actividades que realizas allí. Restringe el dormitorio para dormir y tener intimidad sexual. No es el lugar para fumar, beber, resolver acertijos o trabajar. Hay diferentes habitaciones en la casa para todas estas cosas. Dormir o tener sexo en el dormitorio, y eso es todo.

Lo siguiente en lo que debes concentrarte es en despertarse todos los días a la misma hora.

Básicamente, le estás enseñando a tu cuerpo y tu mente un nuevo hábito. Despierta y sal de la cama a la misma hora todos los días. Una vez que estés despierto, sal y pasa algún tiempo sentado al sol. Si está lloviendo o está oscuro afuera, enciende todas las luces brillantes en el interior. Una vez que hayas establecido una hora específica para despertar, cúmplela incluso los fines de semana.

Sentirse somnoliento no es lo mismo que sentirse cansado o agotado. Asegúrate de ir a la cama solo cuando tengas sueño. No te apresures a acostarte porque te sientas cansado. Las posibilidades de conciliar el sueño y permanecer dormido aumentan significativamente cuando te acuestas porque tienes sueño o te sientes somnoliento.

Antes de acostarte en la cama, atenúa todas las luces o incluso apágalas. Tómate 15 minutos para conciliar el sueño. Es muy poco probable que te quedes dormido cuando te acuestes en la cama y cierres los ojos. Reacondicionar tu mente no es un proceso de la noche a la mañana y lleva mucho tiempo. Durante este período, es probable que no puedas conciliar el sueño algunas noches o incluso tampoco puedas permanecer dormido. Está bien si esto sucede. No te preocupes y no permitas que regrese ninguno de los pensamientos desagradables. En lugar de preocuparse por la razón por la que no estás durmiendo, levántate de la cama y realiza actividades relajantes.

.   .   .

Haz algunas tareas en la casa, lee (no en un dispositivo electrónico), medita o incluso escucha música relajante. Si te sientes somnoliento o con sueño, es hora de intentar dormir.

Relaja tu cuerpo y deja que el sueño venga a ti. Deja de perseguirlo. Si no te duermes en 15 minutos, repite este proceso nuevamente. Sigue repitiendo este proceso hasta que te duermas.

Incluso si duermes muy poco por la noche, no tomes siestas durante el día. Olvídate de las siestas energéticas mientras usas la terapia de control de estímulos. Deberás seguir este programa durante un par de semanas para ver un cambio o una mejora. Al crear una asociación positiva con el sueño, se pueden reducir los pensamientos o emociones desagradables que experimentes antes de acostarte. Una vez más, debes practicar todo esto de manera consistente y consciente si quieres ver un cambio positivo.

9

Terapia de Intención Paradójica

EL INSOMNIO A MENUDO se desencadena por pensamientos o comportamientos incorrectos o fuera de lugar sobre el sueño. Como se mencionó en los capítulos anteriores, los insomnes tienden a concentrarse mucho en su sueño o en la falta de él. Todo esto crea varios patrones de pensamientos y comportamientos negativos que se convierten en un ciclo de ansiedad o preocupación, e insomnio o privación del sueño que se perpetúa a sí mismo. En lugar de gastar todo tu valioso tiempo y energía preocupándote por dormir, comienza a comportarte como una persona que duerme de forma saludable. Los que duermen sanos no piensan en el sueño y tienen una actitud pasiva al respecto. Simplemente apagan las luces, se preparan para ir a la cama y se van a dormir.

Aquellos con insomnio comienzan a creer que la única forma en que pueden dormir es obligándose a dormir.

. . .

Incluso podrían intentar irse a la cama antes de lo planeado, pensando que les ayudará a dormir más. Bueno, si haces esto, el sueño te eludirá. Si revisas constantemente la hora y sigues preocupándote de que no estás dormido, el sueño no llegará. Cuanto más piensas en esto, más se aleja el sueño. Si sigues preocupándote por lo cansado que te sentirás por la mañana, estarás plagado de ansiedad y preocupación en el presente.

El sueño es un proceso natural y automático. Cuanto más intentes intervenir, mayor es el riesgo de no dormir. La intervención excesiva es una receta para el desastre y aumentará tu insomnio. Por ejemplo, ¿alguna vez has prestado atención a tu respiración? Todos respiramos tanto si estamos despiertos como dormidos. Es un proceso automático que sigue ejecutándose en segundo plano. Sin embargo, mientras tenemos ansiedad o un ataque de pánico, tendemos a concentrarnos demasiado en nuestra respiración. Cuando comienzas a preocuparte por no estar recibiendo suficiente oxígeno, comenzarás a hiperventilar. Cuando comienzas a hiperventilar, la ansiedad o el pánico que sientes simplemente empeora. Esto empeora una situación ya complicada. Un ataque de pánico y el insomnio no son lo mismo, pero la forma en que procesamos nuestras reacciones es bastante similar en ambos casos.

¿Te preguntas qué puedes hacer con tu falta de sueño? La respuesta simple es dejar de pensar en dormir.

· · ·

¿Suena contradictorio? Después de todo, estás intentando dormir y permanecer dormido. Si dejas de pensar en algo que tiene que hacer, ¿cómo puede ayudar? Antes de sacar conclusiones precipitadas, piensa en este consejo por un momento. Si te preocupa una presentación del trabajo, es posible que estés tenso. Una vez que te concentras en el estrés que experimentas, la presentación se convierte en una tarea aterradora. Cuanto más lo piensas, peor se vuelve tu estrés. Si dejas de pensar en ello y empiezas a trabajar, ¿qué pasará? Lo más probable es que crees una mejor presentación. Así que deja de pensar demasiado en tu sueño y date un descanso.

Esta es una técnica comúnmente utilizada en la terapia conductual para tratar el insomnio, y se conoce como terapia de intención paradójica. Ayuda a identificar cualquier pensamiento, actitud o sentimiento incorrecto que tengas hacia el sueño. Después de esto, te enseña a dejar de intentar controlar tu sueño. Cuando se trata de alteraciones del sueño, la vía de la atención, la intención y el esfuerzo es vital. Si observas de cerca esta vía, esta sugiere prestar exceso de atención, intención y esfuerzo mientras que buscar el sueño hace que este sea un sueño lejano.

Cuando empiezas a prestar demasiada atención al sueño, empiezas a tener muchos pensamientos innecesarios. Estarás plagado de preguntas sobre por qué no estás durmiendo.

.   .   .

También puede incitar a pensar en las desagradables consecuencias de la falta de sueño. Cuando sigues teniendo esos pensamientos negativos antes de acostarte, no te resultará fácil dormir. Incluso si lo haces, te despertarás.

Una intención explícita al dormir puede hacer que dormir sea más difícil de lo que ya es. Como se mencionó, un durmiente sano no se acuesta con la intención de dormir. Simplemente se preparan para irse a la cama y se duermen. Así que deja de concentrarte demasiado en tu intención de dormir.

Hacer un gran esfuerzo es contradictorio cuando se trata de conciliar el sueño y permanecer dormido. De hecho, cuanto más esfuerzo empieces a hacer, más excitado y estimulado estará tu cerebro. Haciendo demasiado esfuerzo, simplemente estarás dando vueltas y vueltas toda la noche. Puedes obligarte a dormir porque no quieres rendirte o admitir la derrota. Simplemente aumentas el estrés que experimentas, lo que, a su vez, te impide dormir. Al hacer estas tres cosas, estás agotando tus reservas mentales y dificultando la lucha contra el insomnio.

No hay estrategias que utilice una persona que duerme bien y de forma saludable para su sueño nocturno. Aquí es donde entra en escena la terapia de intención paradójica.

. . .

En lugar de intentar conciliar el sueño, te enseña a hacer lo contrario. Sí, has leído bien. En lugar de pensar en dormir, debes concentrarte en tratar de mantenerte despierto. La idea de este método es ayudarte a asumir un papel pasivo a la hora de dormir. Te estás impidiendo conscientemente hacer cualquier esfuerzo por conciliar el sueño. Estos son los sencillos pasos que debes seguir para utilizar esta técnica.

1. El primer paso es prepararse para ir a la cama, meterse en la cama y acostarse cómodamente. Apaga todas las luces, incluida la lámpara de mesa.

2. Ahora, mantén los ojos abiertos en lugar de concentrarte en cerrarlos. Mantenlos abiertos y sigue diciendo: "Me quedaré despierto un rato más". Este es el mantra que sigues repitiendo en esta técnica.

3. Si estás despierto mientras el reloj pasa, felicítate por permanecer despierto. Asegúrate de que tu cuerpo está relajado y de que no te obsesiones con tu sueño ni con los pensamientos asociados con el sueño.

4. Al hacer esto por un tiempo, estás permitiendo que el sueño te llegue naturalmente. En lugar de convocarlo, estás dejando que aparezca a voluntad y te alcance. Esta suave resistencia te facilitará conciliar el sueño.

. . .

5. Mantén esta actitud todo el tiempo que puedas. Haz a un lado cualquier pensamiento preocupante que te venga a la cabeza acerca de permanecer despierto. Recuerda que este es el propósito de esta técnica. Entonces, si estás despierto, estás haciendo un buen trabajo.

6. Sin embargo, no significa que no dejes que el sueño te supere. No intentes despertarte de manera consciente. En cambio, adopta la actitud de un buen durmiente y deja que el sueño venga a ti.

Lo único que debes tener en cuenta sobre esta técnica es que se basa en la idea de que el sueño es involuntario, como respirar. No requiere ningún esfuerzo o intención especial.

Te llegará, así que ten paciencia mientras tanto. Con un poco de práctica, aprenderás a dejar que tu cuerpo y tu mente se relajen. A su vez, aumenta las posibilidades de conciliar el sueño. Esta es una excelente manera de combatir el insomnio sin depender de los medicamentos para dormir.

10

Auto hipnosis

D<small>ANDO</small> vueltas y vueltas tratando de obtener ese sueño muy necesario, leyendo un poco, o viendo algo en la televisión y orando para que el sueño venga a ti. ¿Te suena familiar? Si tienes insomnio, es probable que lo hayas experimentado.

Después de un tiempo, simplemente te rindes y te quedas despierto e inquieto hasta que escuchas el primer gorjeo de los pájaros señalando la mañana. O tal vez te duermas y te despiertes después de un par de horas preguntándote por qué no puedes volver a dormir. Estos casos probablemente te dejan preguntándote qué estás haciendo mal o qué está pasando contigo. Estos son los dos síntomas comunes del insomnio. Existe una manera eficiente de solucionar este problema mediante la comprensión de la dinámica de comportamiento involucrada en esta ecuación.

. . .

Entendamos cómo conciliar el sueño, en ser un durmiente sano. Puede parecer que simplemente se acuesta en la cama y se levanta para pasar la noche. Bueno, incluso un durmiente sano pasa por cuatro etapas diferentes, que culminan en un sueño inconsciente. Las cuatro etapas del sueño por las que progresa son el sueño de fantasía, el hipnoidal y el inconsciente.

En la primera etapa, puedes irte a la cama pensando en el día que tuviste o preparándote para el día siguiente. Como sugiere el nombre, simplemente estás pensando en cosas diferentes. Tal vez estés preparando una lista mental de tareas pendientes o repasando los detalles del día que tuviste. O tal vez te estés auto inspeccionando para buscar áreas de mejora. Durante la segunda etapa, tus pensamientos se cagan en los asociados con la relajación. Estás permitiendo consciente o inconscientemente que tu cuerpo y tu mente se relajen. Quizás estés pensando en unas vacaciones o en un recuerdo feliz que te haga sentir tranquilo y relajado.

En la tercera etapa, tu cuerpo y mente comienzan a relajarse aún más. En esta etapa, tu cuerpo está soltando todas las tensiones y preocupaciones mientras tus músculos comienzan a relajarse. Básicamente, estás entrando en una etapa leve de hipnosis denominada etapa hipnoidea. Es posible que todavía estés un poco consciente en esta etapa, pero ya comienzas a experimentar distorsiones leves asociadas con el tiempo.

A menos que entres en esta etapa, no podrás pasar a la última. Por ejemplo, puedes consultar el reloj antes de cerrar los ojos para pasar la noche. Entonces, cuando te despierte por la mañana, puedes decir: "Me fui a la cama a las 10 de la noche". Sin embargo, no puedes decir: "Me quedé dormido a las 10:43 pm". Es imposible hacerlo, y este tipo de distorsión del tiempo está asociado con la etapa hipnoidal. La etapa final del ciclo del sueño es el sueño inconsciente. En este punto, estás 100% inconsciente de todo lo que sucede a tu alrededor. Este es el sueño MOR reparador que te hace sentir enérgico y renovado por la mañana.

Aquellos que luchan por conciliar el sueño a menudo pasan mucho tiempo en la etapa del pensamiento. Si perteneces a esta categoría, probablemente estés despierto toda la noche pensando en diferentes cosas mientras el sueño se aleja más.

Es posible que estés preocupado por algo o que no puedas controlar tus pensamientos acelerados.

Ahora que conoces las cuatro etapas, debes pasar por ellas para dormir bien por la noche; la idea es omitir la primera etapa. Si pasas más tiempo en la primera etapa debido al insomnio, la transición a la cuarta etapa se vuelve casi imposible. Por lo tanto, omite la primera etapa y pasa a la segunda etapa. En la segunda etapa, redirige tus facultades mentales para pensar en una fantasía o un recuerdo agradable que promueva la relajación.

Comienza a visualizar escenarios que promuevan la relajación y no entretenga otros pensamientos. Si tienes algún problema para hacer esto, puedes comenzar pensando en una experiencia real que te haga sentir feliz, tranquilo y relajado.

Quizás fueron unas vacaciones a las que fuiste o cualquier otra experiencia que te hizo sentir bien. Haz tu visualización lo más detalladamente posible. Concéntrate en el entorno de tu visualización. Comienza a aliviar la memoria y deja que la relajación te inunde. Dado que es tu propia experiencia, asociarla con la relajación se vuelve fácil. Si lo mantienes el tiempo suficiente, te ayudará a pasar a la tercera etapa y finalmente a conciliar el sueño.

Autohipnosis para conciliar el sueño

La combinación de la segunda y tercera etapas del sueño puede denominarse autohipnosis. Básicamente, te estás impulsando a hipnotizar tu mente para llegar a la etapa del sueño dulce. Puede que no seas consciente de ello, pero estás utilizando una forma de autohipnosis. Estos son los pasos que puedes seguir para la autohipnosis para combatir el insomnio.

El primer paso es dejar que tu cuerpo se relaje.

. . .

No puedes relajarte por completo hasta que toda la tensión desaparezca de tus músculos. Una técnica sencilla que puedes utilizar para hacer esto es concentrándose en una parte de tu cuerpo a la vez hasta que te sientas totalmente relajado. Cierra los ojos y centra toda tu atención en los dedos de los pies. Tensa los dedos de tus pies y relájalos.

Ponte de pie, tensa y luego relájalos para liberar cualquier tensión. Muévete a lo largo de tu cuerpo hasta llegar a la coronilla. Repite estos dos pasos en cada parte de tu cuerpo.

Todo este proceso puede tardar entre 10 y 20 minutos.

Mantén los ojos cerrados y concéntrate solo en relajar una parte de tu cuerpo a la vez. Una vez que tu cuerpo esté completamente relajado, te sentirás más liviano y tranquilo.

Los siguientes pasos que sigas te ayudarán a replicar los diferentes cambios que experimentas fisiológicamente mientras progresas hacia la hipnosis. Toma una respiración larga y profunda. Aguanta la respiración mientras cuentas dos segundos y déjala salir lentamente. Tu cuerpo necesita mucho oxígeno para entrar en un estado de hipnosis. Ahora, finge como si estuvieras tragando algo, mantén los ojos cerrados y gira los ojos hacia la frente. Este patrón ayuda a imitar cómo se agitan los párpados cuando entras en el sueño MOR.

Para el siguiente paso, hay diferentes opciones disponibles. Puedes visualizar o imaginar tu fantasía en esta etapa.

Deberías tener el control total de tus pensamientos ahora.

Puedes permanecer en la visualización que te calma o simplemente seguir concentrándote en tu respiración.

Cuando toda tu atención se centra en tu respiración, es más fácil regular y controlar tus pensamientos. Puedes repetir un par de palabras sencillas y relajantes como calma, tranquilidad, sueño o paz mientras haces esto. Si continúas haciendo esto por un tiempo, te habrás hipnotizado con éxito. Deja ir todos los pensamientos conscientes y simplemente concéntrate en las sensaciones que recorren tu cuerpo. No cuestiones nada y déjate perder en esta experiencia. Tu cerebro entrará en un sueño inconsciente después de esto.

Autohipnosis para mantener el sueño

Tener problemas para conciliar el sueño es solo una de las manifestaciones del insomnio. Algunas personas pueden quedarse dormidas, pero tienen problemas para permanecer dormidas. Mantener el sueño es tan crucial como quedarse dormido. Es posible que haya casos en los que te despiertes repentinamente en medio de la noche sin razón aparente. ¿Por qué pasó esto? ¿Por qué un individuo se despierta repentinamente del sueño y está completamente consciente?

El principal culpable de la falta de mantenimiento del sueño es una preocupación tóxica. Si estás preocupado por algo que pueda suceder en el futuro o si hay un problema importante que te ha perturbado, es posible que te encuentres completamente despierto por la noche después de dormir un par de horas. Esto es bastante similar al tipo de excitación mental que un niño podría experimentar al pensar en la visita de Santa Claus en Nochebuena. Es difícil dejar ir un pensamiento específico, y te sigue hasta tu sueño inconsciente. Una vez que este pensamiento echa raíces, te despierta y te devuelve a un estado consciente. Por lo general, no hay mucho que puedas hacer para aliviar esa preocupación que te despertó. Después de todo, el futuro es impredecible y es posible que no se produzcan todos los escenarios que estás buscando en tu cabeza. En esta sección, veremos los pasos simples que puedes seguir para conciliar el sueño y seguir durmiendo.

Hay dos elementos del comportamiento humano que se utilizan en esta estrategia para mantener el sueño. El primer aspecto es el aumento de la sugestión a medida que te acercas a la etapa del sueño. Sería lo mejor que pasaras por la etapa hipnoidea para llegar a la etapa inconsciente del sueño. A medida que avanzas en esta etapa, tu cerebro se vuelve más receptivo a las sugerencias.

. . .

Esto es bueno porque se vuelve más fácil cambiar los pensamientos negativos por positivos. El segundo aspecto es aprovechar este poder de sugestión. ¿Quién es la única persona a la que todos escuchamos? No, no es una pregunta capciosa y la respuesta es simple. Nos escuchamos a nosotros mismos. Hay un diálogo interno constante en tu mente. Independientemente de lo que te digas, las posibilidades de seguir ese consejo son bastante altas.

Dado que la preocupación tóxica es la razón de la falta de mantenimiento del sueño, puedes contrarrestarla dándote sugerencias simples. El momento adecuado para hacerlo es antes de acostarse. Repite una afirmación como "No me preocuparé mientras duermo" o "Dormiré toda la noche tranquilamente y me mantendré relajado". Puedes repetirlo en silencio en tu cabeza o decirlo en voz alta. El consejo que te das a ti mismo se incrusta en tu subconsciente y permanece allí. Mientras pasas del estado hipnoidal al sueño inconsciente, tu subconsciente repetirá este mensaje.

Autohipnosis para volver a conciliar el sueño: Puede haber diferentes razones por las que te despiertas en medio del sueño. Después de despertar, es importante volver a dormir.

Con el insomnio, hacer esto se vuelve complicado. Incluso si te despiertas para tomar un sorbo de agua, es probable que tu insomnio te impida volver a dormir. ¿Qué puedes hacer en tales casos?

La forma más sencilla de volverse a dormir es concentrándose en la respiración. No te concentres en nada más y centra toda tu atención en tu respiración. Toma conciencia de cómo la respiración entra y sale de tu cuerpo. Deja pasar todos tus pensamientos y no te concentres en ellos. En su lugar, concéntrate en respirar normalmente. Con cada respiración que inhales, siente el oxígeno recorriendo tu cuerpo. Mientras exhalas, concéntrate en cómo te sientes. Se necesita algo de práctica, pero te facilitará conciliar el sueño.

También puedes repetir ciertas palabras o frases tranquilizadoras como "dormir", "paz", "calma" o "relajarse" mientras exhalas. Estas palabras tranquilizadoras calmarán tu mente y te ayudarán a quedarte dormido.

Cuando te concentras en repetir ciertas palabras, evitas que tu cerebro pase a la etapa de pensamiento. En cambio, te lleva directamente a la etapa de fantasía y luego a la hipnoidal. Con la práctica, mejorarás. Por lo tanto, no te decepciones si no lo haces bien en tu primer intento. Aprender a calmar tu mente con los consejos de autohipnosis que se analizan en esta sección se pueden utilizar en diferentes aspectos de tu vida. Siempre que te sientas estresado, practica estos sencillos ejercicios de respiración y relajación comentados hasta ahora.

11

Terapia de Luz para el Insomnio

LA FOTOTERAPIA se usa comúnmente como tratamiento para el trastorno afectivo estacional o SAD (por sus siglas en inglés). Básicamente, te expone a luz artificial para alterar las sustancias químicas de tu cerebro, que influyen en tu estado de ánimo y sueño en general. SAD es una categorización de la depresión que generalmente ocurre durante el otoño o el invierno. En la terapia de luz, utilizarás un dispositivo conocido como caja de terapia de luz. La luz que emite este dispositivo es bastante similar a la luz natural brillante. ¿Recuerdas la asociación entre el ritmo circadiano y la luz? El ciclo natural de sueño-vigilia de tu cuerpo está guiado por el ritmo circadiano, que se coordina con los entornos de luz natural del día y la noche.

Cuando se expone a la luz brillante, el ritmo circadiano envía un mensaje a todas las demás partes de tu cuerpo para que estén despiertas y alertas. Cuando la luz natural se reduce, le indica al cuerpo que es hora de dormir.

Diferentes sustancias químicas en el cerebro regulan tu estado de ánimo y patrones de sueño. Al usar la caja de terapia de luz, se corrige cualquier desequilibrio en estos químicos, lo que ayuda a regularizar tu ritmo circadiano.

Una vez que tu ritmo circadiano esté alineado, será más fácil vencer el insomnio.

La fototerapia es una forma eficaz de tratar el insomnio porque no depende de ningún producto farmacéutico. En cambio, ayuda a solucionar una afección subyacente que podría provocar insomnio. Ya sea por el desfase horario o por un horario de trabajo nocturno, diferentes factores causan insomnio. Cuando no duermes lo suficiente por la noche o eres incapaz de dormir, se daña y altera tu ritmo circadiano. La exposición a la luz artificial emitida por la caja de fototerapia ayuda a realinear el ritmo circadiano.

Esta es una de las razones por las que se te anima a pasar tiempo al aire libre bajo el sol. La exposición a la luz natural brillante hace que sea más fácil para tu cuerpo identificar las señales externas que sugieren una acción específica.

La fototerapia no es intrusiva y puede usarse para tratar trastornos del sueño, afecciones de la piel como la psoriasis y algunos tipos de depresión.

. . .

Sin embargo, es posible que experimentes ciertos efectos secundarios leves al utilizar esta técnica, como dolores de cabeza, náuseas, irritabilidad, tensión en los ojos y cambios de humor. Estos efectos secundarios son bastante leves y desaparecen en poco tiempo. Lo más probable es que ni siquiera experimentes ninguno de estos síntomas. Para reducir la intensidad de los síntomas, puede ser útil pasar un tiempo alejado de la caja de luz y tomar descansos durante la sesión. También puede cambiar el horario en el que tomas la fototerapia. Si notas algún efecto secundario, debes informarle a tu médico que está realizando la fototerapia.

Hay algunos factores que debes tener en cuenta antes de comenzar la fototerapia. Debes ser abierto y honesto con tu médico sobre cualquier condición médica preexistente o problema de salud que puedas tener. Siempre es mejor dejar que el profesional decida el curso de acción. Si tienes alguna sensibilidad en la piel o alergias, no olvides mencionarlas.

Dado que estarás expuesto a luces artificiales brillantes, podrías desencadenar tu sensibilidad. Si usas algún medicamento, especialmente antiinflamatorios, antibióticos o incluso suplementos naturales como la hierba de San Juan, debes compartir esta información. Estos medicamentos y suplementos naturales aumentan el riesgo de sensibilidad a todas las luces brillantes. Cualquier afección ocular también puede hacer que esta terapia sea un poco arriesgada. Por lo tanto, habla con tu médico sobre todo esto antes de comenzar.

Una buena caja de fototerapia filtra toda la luz ultravioleta (UV). La exposición a la luz brillante es un componente fundamental de esta terapia. Sin embargo, la luz brillante no significa luz ultravioleta. La luz ultravioleta puede dañar la piel y los ojos. Por lo tanto, presta atención a la caja de terapia de luz que usa y asegúrate de que emita cantidades mínimas de luz UV. Si tienes alguna pregunta o duda sobre los efectos de la fototerapia en tu piel, puedes consultar a un dermatólogo. Por lo general, no tienes que preocuparte por todas estas cosas si te pones en contacto con un especialista en atención médica confiable y de renombre que realizará esta terapia por ti.

Existe la idea errónea de que las camas solares son una alternativa eficaz a una caja de fototerapia. La luz que emite la caja de fototerapia no es la misma que emite las camas solares. Las camas de bronceado generalmente emiten luz ultravioleta, que puede dañar tu piel y aumentar el riesgo de cáncer de piel. Si tienes alguna condición de salud mental preexistente, como un trastorno bipolar o cualquier otra condición que influya en tu estado de ánimo, consulta con un médico antes de comenzar esta terapia.

Errar por el lado de la precaución es siempre una buena idea cuando se trata de tu salud. No se requiere receta médica para comprar una caja de terapia de luz. Sin embargo, antes de comenzar a usarla, consulta a tu médico o proveedor de atención médica. Como se mencionó, ciertas condiciones y medicamentos no van bien con esta terapia. Antes de decidir qué quieres probar esto, obtén la opinión de un médico sobre si será ideal para ti o no. Si es necesario, es posible que se te oriente sobre ciertas precauciones adicionales que podrías necesitar para asegurarte de no hacerte daño. Además, no te olvides de investigar sobre la caja de terapia de luz ideal que podrías necesitar comprar. Obtener una caja de terapia de luz es increíblemente simple. Puedes comprar una en una farmacia local o incluso pedirla en línea. Debes familiarizarte con el dispositivo. Asegúrate de comprar una caja de fototerapia de alta calidad que sea segura y eficaz.

¿Qué puedes esperar?

Durante una sesión típica de terapia de luz, debes sentarte cerca de una caja de luz. También puedes mantenerla a tu alrededor mientras trabajas o incluso realizas la rutina diaria. Para que esta terapia sea efectiva, se sugiere que la luz entre directamente en sus ojos. Esto es similar a estar de pie bajo el sol para absorber sus saludables rayos solares llenos de vitamina D. Estás dejando que tu piel absorba las luces brillantes. Lo mejor sería mantener los ojos abiertos, pero evitar mirar directamente a la caja de luz. La luz extremadamente brillante puede dañar tus ojos. Además, incluso las cajas de luz de alta calidad tienen rastros de radiación UV. No daña tu piel, pero aún puede ser dañino para tus ojos sensibles en pequeñas cantidades.

. . .

Lee atentamente la lista de instrucciones impresas en el paquete de la caja o escucha las instrucciones y los consejos de tu médico.

En lo que respecta a la terapia de luz, es importante mantener la consistencia; también debes dedicar el tiempo requerido. Puedes colocar fácilmente esta caja en tu escritorio o mesa de trabajo en casa o incluso en la oficina.

Simplemente funciona como una luz normal que se enciende mientras trabajas. Por lo tanto, usa esta luz para leer, trabajar, escribir, mirar televisión, comer o incluso hablar por teléfono. Sin embargo, no te excedas y te ciñas a un horario específico.

Los tres aspectos importantes de la fototerapia a los que debes prestar atención son la duración, la intensidad y el tiempo. Analicemos cada uno de estos factores.

Debes verificar la intensidad de la caja de terapia de luz. La intensidad de la luz que emite se mide en lux, lo que equivale a la cantidad de luz que recibe tu cuerpo. Por ejemplo, la intensidad ideal de una caja de luz utilizada para abordar el SAD es de 10,000 lux, y una caja de luz típica está a una distancia de 16-24 de tu cara.

. . .

Una sola sesión de fototerapia puede durar entre 20 y 30 minutos. Esta duración es aplicable si la intensidad de la caja es 10,000. Si se trata de una caja de menor intensidad, como 3.000 lux, deberás permanecer en terapia más tiempo. Antes de decidir la duración de las sesiones de terapia, consulta a tu médico. Por lo general, es ideal comenzar con una caja de terapia de luz de baja intensidad y avanzar lentamente hacia las más intensas.

Por lo general, la terapia de luz funciona mejor cuando se realiza temprano en la mañana, justo después de despertarse. Le da a tu cuerpo suficiente luz para realinear su ritmo circadiano. Al exponerse a las luces brillantes temprano en la mañana, ayudas a realinear tu ciclo de sueño-vigilia.

La fototerapia a menudo funciona mejor en comparación con otras formas de terapias alternativas para combatir el insomnio. Comenzarás a ver un cambio positivo en tus patrones de sueño dentro de las 2-3 semanas posteriores al inicio de esta terapia. Mientras sigues la terapia de luz, no olvides incorporar los diversos consejos de higiene del sueño que se discuten en este libro.

A continuación, presentamos algunos consejos sencillos que puedes seguir para asegurarte de aprovechar al máximo la fototerapia.

El primer consejo es que siempre debes de recordar que cuando se trata de la terapia de luz hay que seleccionar la caja de luz adecuada. Un poco de investigación y una conversación con el médico te ayudarán a encontrar la caja de terapia de luz perfecta para ti. Si la caja emite una luz extremadamente baja o brillante, es posible que no sea la ideal. Necesitas encontrar una caja que te dé el tipo de luz adecuado para ti.

Necesitas ser consistente. Vencer el insomnio requiere mucho compromiso y coherencia. Si decides usar la caja de terapia de luz después de despertar, asegúrate de cumplir con ese horario todos los días.

Habrá días en los que probablemente no tengas ganas de hacer la fototerapia. Si eso sucede, tómate un descanso de uno o dos días. Sin embargo, presta mucha atención a tu estado de ánimo general y patrones de sueño en esos días.

La consistencia es importante, pero no permitas que la fototerapia se convierta en un factor de estrés en tu vida.

Aprende cuándo debes esforzarte y cuándo debes liberarte un poco.

12

La Relajación Muscular Progresiva para Vencer el Insomnio

COMO SUGIERE EL NOMBRE, la relajación muscular progresiva implica un proceso paso a paso que ayuda a relajar progresivamente todos los músculos del cuerpo. En esta técnica, hay dos pasos involucrados. En el primer paso, debes tensar conscientemente los músculos y mantener esa tensión durante un par de segundos. Después de esto, debes relajar los músculos lentamente. Cuando haces estas cosas conscientemente, aumenta tu conciencia de la marcada diferencia entre la tensión y la relajación que experimentas.

Cuando pones tensión en los músculos, la relajación que sigue cuando finalmente los relajas es bastante pacífica.

Después de tensar los músculos, debes respirar profundamente, sujetarlo, exhalar lentamente y luego relajarte.

• • •

Después de un período, esta técnica te enseña a crear una sensación de relajación cuando lo deseas. Sí, podrás relajar tu cuerpo y tu mente a voluntad.

¿Cómo ayuda esto con el insomnio? Cuando estás despierto por la noche, dando vueltas y vueltas, el sueño puede ser el único pensamiento que pasa por tu mente. Bueno, una forma sencilla de mejorar la capacidad de tu cuerpo para conciliar el sueño es relajándote cada vez que estés ansioso por la falta de sueño; una vez estés ansioso, relajar tu cuerpo y tu mente se vuelve difícil. Esta dificultad empeora aún más el insomnio que experimentas. Por lo tanto, sería mejor aprender a relajar el cuerpo y la mente, y aquí es donde la relajación muscular progresiva entra en escena. Una ventaja de esta técnica es que puedes usarla cuando quieras. No se trata sólo del insomnio, con esta técnica se puede abordar cualquier otro problema que provoque estrés.

Aquí hay algunas cosas simples a las que debes prestar atención antes de comenzar la relajación muscular progresiva.

Si tienes alguna lesión, no tenses los grupos de músculos ubicados en esa región. La idea es promover la relajación y no tu malestar.

. . .

Antes de comenzar, asegúrate de que el ambiente del dormitorio sea cómodo. Mantén una temperatura ideal que no sea demasiado fría o caliente. Acuéstate cómodamente en la cama y cierra los ojos. Prueba este ejercicio entre 30 y 45 minutos antes de tu hora ideal de dormir. Además, usa ropa cómoda y evita cualquier ropa restrictiva y ajustada.

Debes poder contraer y relajar fácilmente los músculos, por lo que la ropa que uses debe proporcionar libertad de movimiento.

Otra cosa a la que debes prestar atención es a cualquier distracción en tu entorno. Deshazte de todas las distracciones. Por ahora, todo lo que necesitas es concentrarte en tu cuerpo y nada más. Pon tu teléfono en silencio y podrás reproducir música relajante de fondo para aumentar la relajación. Alternativamente, puedes utilizar una máquina de ruido blanco para ahogar cualquier ruido de fondo.

Estira las piernas con los pies ligeramente separados y coloca los brazos a los lados. No cruces las piernas ni los brazos, cierra los ojos y permite que tu cuerpo se relaje.

Respira lenta y profundamente. Deja salir el aire lentamente. Siempre inhala y exhala por la nariz. Después de un par de respiraciones profundas, te sentirás relajado.

· · ·

Después de esto, comienza por concentrarte en un grupo de músculos específico. Dirige toda tu atención a ese músculo, a su ubicación física, y comienza a contraer esos músculos conscientemente. Aprieta los músculos tanto como sea posible sin afectar ningún otro grupo de músculos. Por ejemplo, si estás contrayendo el músculo del abdomen, esa es la única parte del cuerpo en la que debes concentrarte. No aprietes ninguno de los otros músculos mientras el resto de tu cuerpo debe estar relajado.

Los pasos que debes seguir para esta técnica son:

- Tensa un músculo.
- Inspira y contén la respiración.
- Exhala y deja que el músculo se relaje.

Comencemos con la relajación muscular progresiva

Dirige toda tu atención a tu frente. Arruga tu frente y observa cómo se siente la tensión en esa área. Asegúrate de que el resto de tu cuerpo se mantenga completamente relajado. Mantén esta tensión durante diez segundos. Ahora, suelta lentamente los músculos y observa cómo la relajación se extiende por tu frente. Respira lenta y profundamente.

Aguanta esta respiración durante cinco segundos.

· · ·

Siente la tensión que está presente en tu pecho y tu región abdominal mientras haces esto. Permítete hundirte profundamente en el colchón y observa cómo la tensión comienza a desaparecer de tu frente. No tienes que luchar para contener la respiración. Si cinco segundos parece demasiado, redúzcalos a 2-3 segundos. Puedes personalizar este ejercicio según tu nivel de comodidad.

Ahora, pasemos a la siguiente parte de tu cuerpo. Cierra los ojos y apriétalos con fuerza. Aprieta los ojos para cerrarlos lo más fuerte que puedas mientras todo tu cuerpo permanece relajado. Mantén esta tensión durante unos diez segundos y libera esta tensión lentamente. Disponte a soltar la tensión de y alrededor de sus ojos. Inhala lenta y profundamente por la nariz y aguanta la respiración durante cinco segundos. Siente la tensión en los músculos del abdomen y del pecho mientras retienes la respiración. Suelta lentamente la respiración y siente cómo la relajación se extiende a través de tus ojos.

Ahora, cierra la boca y empuja suavemente la lengua hacia arriba, de modo que toque el paladar. Sigue empujándolo hacia arriba y se sentirá como si estuvieras cavando con la lengua. Esta es la mejor manera de crear tensión en los músculos de la boca. Mantén esta tensión durante diez segundos.

. . .

Ahora, suelta lentamente los músculos y observa cómo la relajación se extiende por tu frente. Respira lenta y profundamente. Aguanta esta respiración durante cinco segundos. Siente la tensión que está presente en tu pecho y tu región abdominal. Inhala lenta y profundamente por la nariz y aguanta la respiración durante cinco segundos. Siente la tensión en los músculos del abdomen y del pecho mientras retienes la respiración. Es hora de dejarse llevar y disfrutar de la relajación en la boca. Para hacer esto, baja la lengua lentamente y deja que se relaje.

Para crear tensión en los músculos de la mandíbula, abre la boca lo más que puedas. Mantén esta tensión durante diez segundos, suelta lentamente los músculos y observa cómo la relajación se extiende en tu mandíbula. Respira lenta y profundamente. Aguanta esta respiración durante cinco segundos. Siente la tensión que está presente en tu frente, cerca de los ojos, la lengua y la boca. Notarás que la tensión abandona tu mandíbula mientras exhalas. Asegúrate de no tensar ningún otro músculo mientras haces esto.

Empuja tu cabeza contra la almohada e intenta sentir la tensión de los músculos de tu cuello. Una vez más, todo tu cuerpo necesita estar relajado. Mantén esta tensión durante diez segundos. Ahora, suelta los músculos lentamente y déjalos relajar durante otros diez segundos. Ahora, debes inclinar lentamente la cabeza hacia adelante mientras mueves la barbilla hacia el pecho.

Mantén esta postura durante diez segundos y observa la tensión que sientes en esta región y suéltala lentamente.

Relaja tu cuerpo por otros diez segundos. Gira lentamente la cabeza hacia el lado derecho tanto como puedas sin causar molestias físicas. Mantén esta posición por diez segundos. Observa la tensión en el músculo en esta región, específicamente en los hombros. Relájate durante diez segundos y deja que tu cabeza vuelva a la posición neutra sobre la almohada. Repite este proceso en el lado izquierdo.

Respira lenta y profundamente. Mantén esta respiración por cinco segundos y exhala lentamente. Observa que los músculos de la región del cuello están más relajados que nunca.

Respira profundamente hasta que sientas que tus pulmones están a punto de estallar. Concéntrate en los diferentes músculos presentes en la región del pecho. Tensa y siente esta tensión a lo largo de las costillas. Mantén esta tensión durante diez segundos y suéltala. Mientras haces esto, alternativamente puedes contener la respiración durante diez segundos y soltarla lentamente. A medida que exhalas, puedes sentir que la tensión también abandona tu cuerpo.

· · ·

Respira lenta y profundamente durante cinco segundos.

Aguanta la respiración contando hasta cinco y exhala lentamente contando hasta cinco. Este simple ejercicio de respiración ayuda a aumentar la relajación que experimentas en esta región.

Ahora, es el momento de concentrarse en tu espalda. Comienza a arquear lentamente la espalda como lo harías si te colocaran una almohada debajo de la espalda baja. Siente la tensión que comienza a extenderse por tu espalda.

Mantén esta tensión durante diez segundos. Mantén los ojos cerrados y no los abras durante este ejercicio. Deja que esta tensión abandone lentamente tu cuerpo y tu espalda.

Respira lenta y profundamente durante cinco segundos.

Aguanta la respiración contando hasta cinco y exhala lentamente contando hasta cinco. Esto ayudará a que tu cuerpo se relaje aún más.

Empieza a encoger suavemente los hombros y muévelos hacia arriba para que estén cerca de tus oídos. Esta actividad ayuda a liberar cualquier tensión presente en tus hombros. Mantén esta postura durante diez segundos mientras el resto de tu cuerpo permanece suelto y relajado.

Deja ir esta tensión lentamente. Respira lenta y profundamente durante cinco segundos. Aguanta la respiración contando hasta cinco y exhala lentamente contando hasta cinco. Notarás una sensación general de relajación que se extiende por tu cara, cuello, hombros, espalda y pecho mientras haces esto.

Dirige tu atención a tus bíceps. Dobla el codo y mueve las manos hacia tu soporte. Mantén esta postura durante diez segundos. Una vez que sientas la tensión de los bíceps, suelta lentamente la posición y tómate diez segundos para relajarte. Concéntrate en los tríceps y estira los brazos mientras aprieta la parte posterior de la parte superior del brazo.

Mantén esta posición durante diez segundos. Libera lentamente esta tensión y siente cómo la relajación se extiende por tu brazo. Respira lenta y profundamente durante cinco segundos. Aguanta la respiración contando hasta cinco y exhala lentamente contando hasta cinco.

Mientras haces esto, tus brazos se sentirán relajados y lentamente se volverán pesados.

· · ·

Dirige tu atención a tus manos. Aprieta tus manos en puños y apriétalos lo más fuerte que puedas. Mantén esta posición durante diez segundos. Libera lentamente esta tensión y permite que tus dedos se abran y se relajen.

Mueve un poco los dedos para que la sangre fluya y se extienda la relajación. Respira lenta y profundamente durante cinco segundos. Aguanta la respiración contando hasta cinco y exhale lentamente contando hasta cinco.

Siente la tensión abandonando tus manos y dedos por completo.

Concéntrate solo en tu región abdominal. Aprieta todos los músculos de esta región; imagine que estás ejerciendo presión sobre el ombligo para que se mueva hacia adentro, hacia la columna. Básicamente, estás tensando todos los músculos del estómago. Presta atención a esta tensión durante unos diez segundos. Deja ir lentamente esta tensión y permite que la relajación bienvenida se haga cargo.

Respira lenta y profundamente durante cinco segundos.

Aguanta la respiración contando hasta cinco y exhala lentamente contando hasta cinco. Ahora puedes sentir que tu estómago está completamente relajado.

. . .

Concéntrate en tus muslos y glúteos. Tensa los músculos de las nalgas apretándolos y mantén esta postura durante diez segundos. Una vez transcurridos los diez segundos, libera lentamente esta tensión aflojando los glúteos.
Deja que la relajación se extienda por todo tu cuerpo.

Ahora, concéntrate en los muslos y aprieta los músculos de esta región. Mantén esta tensión durante diez segundos antes de relajarlos. Respira lenta y profundamente durante cinco segundos. Aguanta la respiración contando hasta cinco y exhala lentamente contando hasta cinco. Puedes sentir que la relajación se extiende por tus muslos y glúteos.

Cambia tu enfoque a tus pies y pantorrillas. Apunta los dedos de los pies hacia el suelo con tanta fuerza como puedas. Siente la tensión yendo hasta tus pies. Mantén esta tensión que experimentas en los pies y las pantorrillas por diez segundos. Libéralos lentamente y siente cómo se extiende la relajación. Respira lenta y profundamente durante cinco segundos. Aguanta la respiración contando hasta cinco y exhala lentamente contando hasta cinco.

Ahora, debes concentrarte en los dedos de tus pies. Dobla los dedos de tus pies hacia abajo tanto como puedas. No tenses las piernas mientras haces esto. En cambio, simplemente dobla los dedos de tus pies como una bailarina de ballet. Mantén esta tensión durante diez segundos. Libera lentamente la tensión mientras exhalas. Mueve los dedos de los pies para promover la relajación. Respira lenta y profundamente durante cinco segundos.

Aguanta la respiración contando hasta cinco y exhala lentamente contando hasta cinco. Finalmente, puedes sentir la relajación esparcirse por todo su cuerpo.

Cualquier tensión de la que eras consciente o inconsciente finalmente ha abandonado tu cuerpo. Has relajado con éxito todos los músculos de tu cuerpo. Realiza una exploración mental rápida de tu cuerpo. Si notas que hay tensión en alguna región específica, repite el ejercicio de relajación para esa región.

13

La Terapia de Restricción del Sueño para el Insomnio

LA RESTRICCIÓN del sueño es un tipo de terapia conductual que te ayuda a dormir toda la noche y a superar eficazmente el insomnio. Al igual que con cualquier otra terapia conductual, se necesita algo de práctica para hacerlo bien.

La técnica es bastante sencilla de seguir y, al principio, puede parecer un poco extraña. Sin embargo, mantén la mente abierta y ten algo de fe en ella. El método funciona y ayuda a eliminar las dificultades para dormir que experimentes.

La incapacidad para conciliar o mantener el sueño se conoce como insomnio. Esto causa varios problemas durante las horas de vigilia, desde la incapacidad para concentrarse en los cambios de humor hasta la somnolencia diurna.

• • •

El insomnio es desagradable. La única pregunta que esta técnica intenta responder es: ¿es bueno pasar demasiado tiempo en la cama para intentar conciliar el sueño?

Es posible que estés acostumbrado a pasar varias noches por semana en las que simplemente das vueltas y vueltas en la cama sin poder conciliar el sueño. La idea es no pasar el tiempo en la cama haciendo esto. Si no puedes conciliar el sueño después de intentarlo durante quince minutos, es mejor que te levantes y abandones la cama. Busca otro lugar para sentarte o acostarte hasta que te sientas lo suficientemente tranquilo como para volver a la habitación para dormir. Si tienes problemas para dormir, probablemente te hayas convencido de que necesitas pasar a través de este inquieto dar de vueltas y vueltas, para poder conciliar el sueño. Al hacer esto, simplemente estás aumentando la ansiedad asociada con la incapacidad de conciliar el sueño. También es posible que sientas la tentación de quedarte en cama más tiempo por la mañana para recuperar el sueño perdido. Bueno, esta es una mala idea. Será más difícil conciliar el sueño la noche siguiente.

Estas prácticas, a través de tu ritmo circadiano, desincronizarán y empeorarán los síntomas del insomnio. Si sigues dando vueltas en la cama durante toda la noche, se produce un sueño fragmentado. Si continúas despertando, tu cuerpo no tiene la oportunidad de pasar por las diferentes etapas del ciclo del sueño.

. . .

La restricción del sueño es una técnica brillante que ayuda a corregir este problema al limitar el tiempo que pasas en la cama. Sí, de eso se trata. No, no es contradictorio y funciona muy bien. Si permaneces despierto toda la noche y duermes sólo dos horas la noche siguiente, te sentirás bastante cansado. La restricción del sueño no es tan extrema. En cambio, ayuda a aumentar tu deseo de conciliar el sueño y de mantenerse así. Esto ayuda a consolidar tu sueño y elimina cualquier sueño irregular.

Para utilizar esta técnica, el primer paso es acostumbrarse a tus patrones de sueño. Mantén un registro de sueño o un diario para tomar nota de tus horas de sueño y vigilia. Esto ayuda a registrar tu hora de acostarte en la cama, el tiempo que realmente pasas durmiendo y el tiempo total que pasas en la cama. Debes hacer esto durante al menos una semana para obtener buenos datos. Según tus observaciones, te darás cuenta de que el sueño ideal para ti es entre 6 y 9 horas diarias.

El tiempo que pasas dormido se puede utilizar para determinar la cantidad de tiempo que realmente necesitas pasar en la cama. Por ejemplo, si duermes sólo cinco horas, no tiene sentido pasar ocho horas en la cama. Por lo tanto, permítete estar en la cama solo cinco horas y no más. No dormirás más si te obligas a quedarte en la cama.

· · ·

Ahora, necesitas calcular tu eficiencia para dormir. Una vez que duermas aproximadamente el 85% del tiempo que pasas en la cama, aumenta este período de tiempo en 15 minutos adicionales. Sigue aumentando este tiempo hasta que alcance tu número ideal de sueño. Otra cosa que debes tener en cuenta es que deben evitarse todas las siestas durante el día. No duermas durante el día ni en la noche, antes de dormir. Restringe tu sueño solo al tiempo de sueño.

Además, no duermas en ningún otro lugar que no sea el dormitorio. Ayuda a fortalecer la asociación entre tu cerebro y tu cuerpo de que la cama es un lugar para dormir.

14

La meditación para vencer al insomnio

EL ESTRÉS se ha convertido en una parte inalienable de nuestras agitadas vidas en estos días. El estrés causa una variedad de problemas fisiológicos. Debes comprender que puedes controlar el estrés que experimentas y puedes evitar que te afecte. La meditación es una solución sencilla a este problema. De hecho, la meditación puede ayudarte a lidiar con la ansiedad, dormir mejor, mejorar tu concentración y ayudarte a llevar una vida feliz. Te ayuda a reconectar con tu ser interior y es una manera fácil de relajarse después de un día estresante.

La meditación es una de las mejores técnicas de relajación que puedes utilizar. La meditación no solo trae consigo una sensación de plenitud, sino que también ayuda a calmar tu mente. Todos los pensamientos que te mantienen despierto por la noche se pueden sobrellevar con la meditación.

. . .

En esta sección, aprenderás acerca de dos prácticas simples de meditación que puedes utilizar para mejorar tu relajación en general.

La meditación para dormir

Este es un simple ejercicio de relajación que calmará tu mente y te ayudará a conciliar el sueño por la noche. Este ejercicio te ayudará a soltar todos los pensamientos innecesarios que te impiden conciliar el sueño por la noche. Te enseñará a permitir que tus pensamientos sigan adelante en lugar de pensar en ellos innecesariamente.

- Acuéstate en la cama y ponte cómodo. Puedes cambiar de posición si lo necesitas, pero evita moverte demasiado.
- Respira profundamente por la nariz, contén la respiración por un momento y luego exhala por la nariz.
- Escanea tu cuerpo y busca cualquier área que se sienta tensa. Cuando te encuentras con un punto que se siente tenso, necesitas relajar esos músculos.
- Puedes sentir que tus hombros se relajan y se hunden lentamente en la cama.
- Ahora, deja que tu mandíbula caiga ligeramente y mantén la boca relajada.

- Mueve los dedos de los pies una vez y podrás sentir que tus pies y piernas comienzan a relajarse.
- Abre y cierra las manos lentamente una vez y luego vuelve a hacerlo. Puedes sentir que la relajación se extiende a través de tus manos y brazos.
- Respira lentamente y podrás sentir la tensión en el estómago y en el pecho cuando contengas la respiración.
- Permite que tu pecho y estómago se relajen mientras exhalas.
- Fíjate si quedan áreas de tensión en tu cuerpo; necesitas relajarlas.
- Tu cuerpo comienza a relajarse lentamente.
- Ahora, respira profundamente por la nariz, deja que el oxígeno llene tus pulmones y luego exhala (vacía tus pulmones) por la nariz.
- Respira por la nariz y ahora exhala por la boca.
- Inhala y exhala.
- Inhala y exhala.
- Sigue respirando lentamente, llena tus pulmones y luego vacíalos con cada respiración.
- Tu cuerpo comienza a sentirse tranquilo y relajado.

No necesitas hacer nada en este momento, y no hay ningún lugar al que debas ir, excepto aquí. Relájate y disfruta un rato. Deléitate con esta sensación de ansiedad generalizada.

Te mereces este tiempo y lo necesitas para mejorar tu productividad. Es hora de relajarse y sentirse bien consigo mismo. Esto ayuda a mejorar tu salud y alivia tu ansiedad.

Continúa respirando lenta y cómodamente mientras diriges tu atención a tu cuerpo. ¿Cómo te sientes físicamente? No intentes cambiar nada y simplemente toma conciencia de todo lo que sientes en tu cuerpo.

Todo lo que necesitas hacer ahora es observar. Lo que sea que estés sintiendo ahora mismo está bien. No te preocupes por ninguna de las sensaciones físicas que sientes, porque la mayoría de ellas son una manifestación desagradable de la ansiedad que experimentas. Observa lo que estás sintiendo, observa los signos de estrés y la tensión que sientes.

Escanea tu cuerpo desde la cabeza hasta los dedos de los pies. Observa cada área y toma nota de las áreas de tensión.

Observa cómo se siente cada parte de tu cuerpo. Comienza con la cabeza, muévete hacia el cuello y los hombros, luego el pecho, los brazos, el estómago, las caderas, las piernas y, finalmente, los dedos de tus pies. No intentes cambiar nada y simplemente observa lo que sientes. ¿Dónde parece tu cuerpo más tenso?

. . .

Concéntrate en esa área, deja que tus músculos se relajen y haz que esa tensión se disuelva. Deja que tus músculos se sientan relajados, sueltos y suelta la tensión. Puedes sentir que tus músculos se aflojan y se relajan.

Ahora, en un momento, debes iniciar la cuenta regresiva del sueño. Con cada número, te sentirás más tranquilo, relajado y poco a poco comenzarás a quedarte dormido.

Empieza a contar muy lentamente, inhala con cada cuenta y concéntrate solo en estos números en tu mente y nada más.

A medida que un pensamiento venga a tu cabeza, ignóralo y enfócate en los números.

50 - Empieza con el número 50. Inspira y cuenta cincuenta en silencio. Imagina el número 50 en tu mente y exhala.

49 - Visualiza el número 49 en tu mente. Ahora, inhala y luego exhala. Puedes sentir que te pesan los párpados y te sientes cómodo.

48 - Visualiza el número 48 en tu mente y centra toda tu atención en el 48.

47 - Te sentirás tranquilo y relajado. Ahora, concéntrate en el número 47.

46 - Piensa en el 46; y en lo tranquilo y agradable que te hace sentir.

45 - Inspira, contén la respiración, piensa en el número 45 y exhala.

44 - Céntrate solo en los números y nada más.

43 - Te estás quedando dormido lentamente.

42 - Concéntrate en tu respiración.

41 - Inspira, contén la respiración y exhala.

40 - Ignora todos los pensamientos en tu cabeza.

39 - La cama se siente maravillosa y cómoda.

Si sientes que tu atención comienza a divagar, permite que tu mente se vuelva a dormir y concéntrate solo en los números.

38 - Te sientes relajado y tranquilo.

37 - El sueño comienza y te sientes bien.

36 - Céntrate solo en el número 36 y nada más.

35 - Te sientes tranquilo, relajado y seguro.

34 - Tu mente está libre de todo pensamiento.

33 - Concéntrate en mi voz.

32 - Los números te ayudan a dormir.

31 - Céntrate solo en los números y nada más.

30 - Lentamente te estás quedando dormido.

29 - Concéntrate en tu respiración.

28 - Respira, contén la respiración y exhala.

27 - Ignora todos los pensamientos de tu cabeza.

26 - La cama se siente maravillosa y cómoda.

25 - Te sientes relajado y tranquilo.

. . .

Si sientes que tu atención comienza a divagar, permite que tu mente se vuelva a dormir y concéntrate solo en los números.

24 - El sueño comienza y te sientes bien.
    23 - Céntrate solo en el número 23 y nada más.
    22 - Te sientes tranquilo, relajado y seguro.
    21 - Tu mente está libre de todo pensamiento.
    20 - Concéntrate en mi voz.
    19 - Los números te ayudan a dormir.
    18 - Céntrate solo en los números y nada más.
    17 - Lentamente te estás quedando dormido.
    16 - Concéntrate en tu respiración.
    15 - Respira, contén la respiración y exhala.
    14 - Ignora todos los pensamientos de tu cabeza.

Si sientes que tu atención comienza a divagar, permite que tu mente se vuelva a dormir y concéntrate solo en los números.

13 - La cama se siente maravillosa y cómoda.
    12 - Te sientes relajado y tranquilo.
    11 - El sueño comienza y te sientes bien.
    10 - Céntrate solo en el número 10 y nada más.
    9 - Te sientes tranquilo, relajado y seguro.
    8 - Tu mente está libre de todo pensamiento.
    7 - Concéntrate en mi voz.
    6 - Los números te ayudan a dormir.

5 - Céntrate solo en los números y nada más.

4 - Lentamente te estás quedando dormido.

3 - Concéntrate en tu respiración.

2 - Inspira, contén la respiración y exhale.

1 - Te has quedado dormido y se siente maravilloso.

Te estás quedando dormido y te sientes relajado. Pacífico, tranquilo y relajado.

Meditación para calmar tu mente

Respira profundamente por la nariz y luego exhala por la boca. Sopla todo el aire por la boca.

Cuando inhalas, debes concentrarte en ralentizar la respiración y mantener un ritmo tranquilo. Exhala y suelta todo el aire. Continúa respirando lenta y tranquilamente.

Ahora que tu cuerpo está recibiendo todo el oxígeno que necesita, debes comprender que lo único que debes hacer ahora es ponerte lo más cómodo posible. Lucha contra cualquier sentimiento de ansiedad que sientas; no dejes que se apodere de ti. Concéntrate en ralentizar tus pensamientos y aliviar la ansiedad.

. . .

Repite las siguientes frases para permitir que tu mente se relaje un poco. Una vez que te deshagas de la ansiedad que experimentas, el sueño llegará de forma natural.

Me siento un poco ansioso ahora mismo, pero estoy bien.

Este sentimiento, como todo lo demás, también pasará.

Estoy a salvo y no sufriré ningún daño. Me siento un poco asustado ahora mismo, pero estoy a salvo. Aunque ahora estoy un poco ansioso, estaré tranquilo. Esperaré a que disminuya la ansiedad y, mientras tanto, me pondré cómodo. Poco a poco puedo calmarme y relajar mis pensamientos.

Continúa tranquilo y enviando mensajes tranquilizadores.

Continúa inhalando lentamente y exhalando lentamente.

Continúa repitiendo los mensajes calmantes, y ahora permítenos abordar cualquier temblor y sacudida que puedas experimentar.

. . .

Siempre que te sientas ansioso, tu cuerpo cambia a su modo de lucha o huida. Tu corazón comienza a bombear oxígeno rápidamente para que los músculos puedan escapar de cualquier peligro en el que puedan estar. Este peligro no tiene que ser necesariamente real, incluso un peligro imaginario podría desencadenar esta reacción. La adrenalina comienza a correr a través de tu cuerpo y tus músculos están listos para cualquier acción, lo que resulta en temblores.

Puedes deshacerte físicamente de este temblor. Imagina que te estás sacudiendo un poco de agua de las manos como lo harías si quieres secarte las manos. Entonces, comienza a sacudir tus manos.

Deja que tus manos estén flácidas y flexibles. Ahora, agita tus manos y antebrazos rápidamente. Imagina que gotas de agua salen volando de tus dedos. Imagina que estás liberando toda la tensión presente en tu cuerpo cuando sacudes tus manos hacia adelante y hacia atrás. Estás sacudiendo cualquier ansiedad que sientas.

Ahora, detente y deja que tus manos se queden quietas. Tus manos se sentirán relajadas y podrás experimentar una sensación de hormigueo que es bastante agradable. Cuenta hasta diez y sigue respirando de manera uniforme. Piensa en pensamientos tranquilos.

. . .

Uno: inhala. Estoy más tranquilo que antes.

Dos: exhala. Estoy más relajado.

Tres - inhala. Calma.

Cuatro - exhala. Relajado.

Cinco: inhala. Calma.

Seis - exhala. Relajado.

Siete - inhala. Calma.

Ocho - exhala. Relajado.

Nueve - inhala. Calma.

Diez - exhala. Relajado.

Ahora, el aspecto final de tu cuerpo en el que debes concentrarte para aliviar la ansiedad es cualquier tensión en tus músculos.

El estrés y la ansiedad hacen que tus músculos se cansen y se contraigan. Para ayudar a que tus músculos se relajen, primero debes dejar que tu mandíbula se relaje para que tus dientes no se toquen. Deja que tu mandíbula permanezca suelta y relajada. Ahora, baja los hombros y encógelos suavemente. Incluso puedes mover los brazos hacia adelante y hacia atrás para dejarlos un poco flácidos.

Ahora, levanta los brazos por encima de tu cabeza y estírate.

Puedes sentir el estiramiento en tu espalda y bajar lentamente tus brazos hacia los lados.

Gira la cabeza hacia la izquierda y luego hacia la derecha. Mira hacia arriba, mira al frente y mira hacia abajo.

Ahora, lleva la cabeza a una posición neutral. Endereza la espalda y no te encorves. Mantén tu espalda erguida. Puedes continuar estirando y moviendo tus extremidades para relajar tus músculos o puedes detenerte.

15

Suplementos Dietéticos y Herbáceos para el Sueño

PARA MANTENER tu salud y bienestar en general, es esencial dormir lo suficiente. El sueño no solo ayuda a que tu cuerpo funcione de manera óptima, sino que también es muy necesario para tu funcionamiento cognitivo. A estas alturas, ya conoces las diversas desventajas del insomnio. El sueño insuficiente también se asocia con un mayor riesgo de trastornos cardiovasculares y obesidad. En los capítulos anteriores, fuiste presentado en diferentes técnicas y prácticas alternativas que puedes utilizar para abordar el insomnio. Bueno, ¿sabías que existen ciertas hierbas y suplementos naturales que puedes usar para promover el sueño? En esta sección aprenderás sobre los mejores suplementos naturales que puedes utilizar para lidiar con el insomnio.

Melatonina

. . .

Uno de los mejores suplementos naturales que puedes considerar es la melatonina. La melatonina es una hormona que tu cuerpo produce naturalmente. Esta hormona actúa como un mensajero que envía al cerebro la señal de que es hora de dormir. Sin embargo, cuando tu cuerpo la produce y libera, esta útil hormona está regulada por la hora del día.

Por ejemplo, tu cuerpo comienza a producir melatonina por la noche y reduce su producción cuando estás despierto o durante el día. Ésta es la razón por la que te resulta más fácil conciliar el sueño por la noche. Bueno, el insomnio podría haberte impedido hacer esto.

Varios suplementos de melatonina se han vuelto bastante populares y se utilizan como ayudas para dormir. Esto es especialmente importante si tu ciclo de sueño se ha interrumpido debido a factores externos como el desfase horario o cualquier otro problema relacionado con el estrés que te impida dormir. Se han realizado diferentes estudios que demuestran que la melatonina puede mejorar la calidad del sueño y la duración general.

La melatonina envía una señal de que tu cuerpo necesita dormir y también reduce el tiempo necesario para conciliar el sueño. Este período se conoce como la latencia del sueño. Al reducir la latencia del sueño y aumentar el tiempo total de sueño, es fácil combatir el insomnio. Según "Meta análisis:

La Melatonina para el Tratamiento de Trastornos Primarios del Sueño" y "La Efectividad de la Melatonina para Promover un Sueño Saludable: Una Evaluación Rápida de la Evidencia en la Literatura" (2014), la melatonina puede mejorar la calidad de tu sueño en general.

Según las investigaciones disponibles, se cree que se debe consumir entre 3 y 10 mg de melatonina antes de acostarse para promover el sueño en general. La mayoría de los suplementos de melatonina son bastante seguros para que los utilicen los adultos, siempre que no tengan ninguna otra afección médica preexistente. Sin embargo, antes de comenzar a tomar un suplemento, sería aconsejable consultar a tu médico o proveedor de atención médica.

Glicina

La glicina es un aminoácido importante que influye en tu sistema nervioso. Se cree que puede ayudar a mejorar la calidad general del sueño. Sin embargo, todavía se están realizando muchas investigaciones para comprender con precisión cómo funciona. Según "Los Efectos Hipotérmicos y Promotores del Sueño de la Glicina Están Mediados por los Receptores NMDA en el Núcleo Supraquiasmático" (2015), la glicina ayuda a reducir la temperatura corporal por la noche y esencialmente envía una señal de que es hora de dormir.

. . .

En 2006, un estudio titulado "Efectos Subjetivos de la Ingestión de Glicina antes de Acostarse y la Calidad del Sueño" vio en detalle el papel de la glicina en la calidad del sueño. En este estudio, los participantes se dividieron en dos grupos y todos los participantes tenían mal sueño. Algunos de los participantes recibieron 3 gramos de glicina antes de acostarse, mientras que otros recibieron un placebo.

Después de un tiempo, el estudio señaló que los presentes en el grupo de glicina experimentaron una reducción en la fatiga diurna. Los participantes también dijeron que se sentían más enérgicos, animados, llenos de vida y mentalmente despejados después de recibir glicina. En 2007 se realizó un estudio similar, que demostró que consumir glicina antes de acostarse no solo mejora la calidad del sueño, sino que también hace que los participantes se duerman más rápido.

Se cree que la glicina puede mejorar el rendimiento general durante el día y reducir la privación del sueño. La glicina se puede obtener fácilmente y, a menudo, está disponible en forma de píldora o polvo. La dosis ideal de glicina es de 0,8 gramos por kilo de peso corporal al día. Sin embargo, se requieren más estudios para comprender completamente su efecto general. Si estás interesado en tomar el suplemento de glicina, diferentes alimentos naturales pueden aumentar tu ingesta de glicina. Asegúrate de no consumir más de 3 gramos de glicina al día.

Los alimentos ricos en glicina son el caldo de huesos, los huevos, el pescado, la carne, las aves, las espinacas, los frijoles, el repollo, la col rizada, los kiwis y los plátanos. Al igual que con cualquier otro suplemento, debes tomarlo de manera constante durante algunas semanas para ver los beneficios generales que ofrece.

Raíz de Valeriana

La valeriana es una hierba autóctona originaria de las regiones de Europa y Asia. La raíz se utiliza como remedio natural para aliviar los síntomas de depresión, menopausia y ansiedad. También es un ingrediente común que se encuentra en varios suplementos naturales o herbales que promueven el sueño. Según el "Uso de Valeriana / Toronjil para los Trastornos del Sueño durante la Menopausia" (2013) y "El Efecto de la Valeriana en la Calidad del Sueño en Mujeres Posmenopáusicas: Un Ensayo Clínico Aleatorizado Controlado con Placebo" (2011), la valeriana puede aumentar la capacidad de dormir por la noche. Sin embargo, como sugieren los nombres, estos hallazgos se limitan al tratamiento de los síntomas del insomnio causados por la menopausia en las mujeres. De acuerdo con los hallazgos de "Valeriana para Dormir: Una Revisión Sistemática y un Metaanálisis" (2006), sugiere que tomar 300-900 mg de valeriana antes de acostarse puede mejorar la calidad general del sueño por la noche. Sin embargo, nunca debes automedicarte y siempre debes tomar la opinión de un médico antes de agregar cualquier somnífero o suplemento a tu dieta diaria.

Dicho esto, el uso a corto plazo de la raíz de valeriana para tratar el insomnio en adultos es una buena opción.

Magnesio

El magnesio es un mineral fundamental utilizado por el cuerpo humano. Se utiliza para diferentes procesos corporales, incluido el funcionamiento del corazón y el cerebro.

Aparte de esto, se cree que el magnesio puede ayudar a relajar la mente y promover un mejor sueño por la noche.

Según "El Magnesio en el Hombre: Implicaciones para la Salud y la Enfermedad" (2015), el magnesio puede ayudar a calmar la mente y hacer que sea más fácil conciliar el sueño por la noche. Según "El Efecto de la Suplementación con Magnesio sobre el Insomnio Primario en Ancianos: Un Ensayo Clínico Doble Ciego Controlado con Placebo" (2012), los efectos relajantes generales del magnesio se deben a que puede ayudar a regular la producción natural de melatonina en el cuerpo. Dado que la melatonina es una hormona que induce el sueño, puede resultar útil tomar un suplemento de magnesio antes de acostarse.

. . .

Según "Los Efectos de la Suplementación del Complejo Magnesio-Melatonina-Vitamina B en el Tratamiento del Insomnio" (2019), una combinación de suplementos de melatonina, vitamina B y magnesio puede mejorar eficazmente la calidad general del sueño durante la noche.

La pasiflora

La Pasiflora, Maypop o Passiflora incarnata es una esperanza que se usa para tratar el insomnio. La pasiflora, que a menudo se usa para mejorar la calidad del sueño, es autóctona de la región de América del Norte. También se cultiva en Asia, África, Australia y Europa en estos días. Se han realizado varios estudios para demostrar los efectos de la pasiflora para mejorar el sueño. Según "El Efecto de una Planta Medicinal (Passiflora Incarnata) sobre el Sueño" (2017), el efecto general que tiene la pasiflora en los seres humanos a menudo depende de la forma en que se consume. De acuerdo con "Una Investigación de Doble Ciego Controlada por Placebo de los Hechos del Té de Pasiflora sobre la Calidad Subjetiva del Sueño ", (2011) beber té de pasiflora una hora antes de acostarse durante una semana mejoró la calidad general del sueño de los participantes. También se obtuvieron los mismos resultados de otros estudios. El tiempo de sueño, la eficiencia del sueño y el tiempo de vigilia fueron los parámetros clave en los que se notó una mejora.

· · ·

La pasiflora también se puede tomar en forma de suplemento, al igual que una pastilla para dormir convencional. En lugar de depender de productos farmacéuticos dañinos, este es un remedio natural que podría ser mejor. Sin embargo, por ahora, la investigación sobre el efecto general de la pasiflora en los seres humanos se limita a su consumo en forma de té y extractos. Se necesitan más investigaciones antes de que los suplementos de pasiflora sean seguros para el consumo humano. Si tienes alguna duda, comunícate con tu médico antes de comenzar a consumirla.

Además de todos los remedios herbales que se discutieron en la sección, existen ciertos suplementos que puedes tomar.

Los otros suplementos que promueven el sueño disponibles en el mercado en estos días son la L-teanina, el Ginkgo Biloba y el triptófano.

La L-teanina es un tipo de aminoácido que se cree que promueve la sensación de relajación y mejora la capacidad para dormir. Suele consumirse en forma de suplemento. La dosis ideal de este suplemento es de 400 mg al día. Según con "Los Efectos de la L-teanina en la Calidad Objetiva del Sueño en Niños con Trastorno por Déficit de Atención con Hiperactividad (TDAH): Un estudio Clínico Aleatorizado, Doble Ciego y Controlado con Placebo" (2011) sugiere que un suplemento de L-teanina puede promover la relajación y el sueño.

. . .

De acuerdo con "La Mezcla de GABA y L-teanina Disminuyen la Latencia del Sueño y Mejora el sueño MOR" (2019) sugiere que tomar L-teanina con GABA (ácido gamma-aminobutírico) ayuda a promover el sueño en general. Sin embargo, no se han realizado estudios en humanos sobre esta pareja de aminoácidos con GABA.

El triptófano es un aminoácido esencial que puede mejorar la calidad general del sueño; de acuerdo con "Los Efectos de la Carga de Triptófano en la Cognición, el Estado de Ánimo y el Sueño Humanos" (2010), consumir 1 gramo de triptófano antes de acostarse aumenta la calidad general del sueño.

El ginkgo biloba es una hierba y es un remedio común para dormir. Según "El Efecto de Li 1370, un Extracto de Ginkgo Biloba, en el Sueño MOR en Humanos" (2001), consumir alrededor de 240 mg de esta hierba 30-60 minutos antes de acostarse puede reducir el estrés general, mejorar la relajación e incluso promover el sueño. Esta afirmación también está respaldada por "Efectos Polisomnográficos de la Terapia Adyuvante con Ginkgo Biloba en Pacientes con Depresión Mayor Medicados con Trimipramina" (2001).

Por lo tanto, no solo mejora tu sueño, sino también tu estado de ánimo y relajación en general.

. . .

Usar remedios naturales siempre es mejor que depender de productos farmacéuticos.

Estos no tienen ninguno de los efectos secundarios dañinos asociados con las pastillas para dormir populares. Sin embargo, es esencial que tomes estos remedios herbáceos en la dosis prescrita. Si tienes alguna condición de salud existente, debes buscar la aprobación de tu médico antes de agregarla a tu dieta diaria.

16

Prácticas de Sueño Eficaces

Cuando estás completamente despierto a las 3 a.m., quedarte dormido puede parecer un sueño lejano. El juego de palabras es apropósito. Varios factores en tu vida están verdaderamente fuera de tu control. Sin embargo, lo único que puedes regular es tu cuerpo. La buena noticia es que, además de las diferentes técnicas discutidas en el capítulo anterior, existen algunas prácticas de sueño eficaces que puedes aprender. Los hábitos, consejos y sugerencias que se dan en este capítulo te ayudarán a obtener el sueño reparador que tanto necesitas por la noche. No solo por una noche, sino por todas las noches venideras. Siempre que estés dispuesto a comprometerte a trabajar para mejorar tu higiene del sueño y seguir prácticas de salud. Al igual que con cualquier cambio nuevo, lleva un tiempo acostumbrarse, pero los resultados valdrán la pena. Si sigues estas prácticas de higiene del sueño, podrás despedirte eficazmente del insomnio y seguir adelante con tu vida.

· · ·

La higiene del sueño puede que no suene creativa u original, pero es la mejor opción disponible. Aquí están todos los diferentes consejos que puedes comenzar a incorporar en tu vida para dormir mejor.

La regla sobre estimulantes

Como se mencionó varias veces en este libro, el alcohol, la nicotina y la cafeína se conocen como estimulantes. Si no puedes prescindir de tu taza de café de la mañana, eres consciente de los efectos estimulantes del café. El mismo café que te ayuda a despertarte por la mañana es la causa más probable de que no puedas dormir por la noche. Como regla general, evita consumir cualquiera de estas sustancias estimulantes entre 4 y 6 horas antes de acostarte. Por lo tanto, deja de tomar café, bebidas con cafeína como las bebidas energéticas, fumar o consumir alcohol antes de acostarte.

No es sólo tu sueño lo que mejora con estos cambios, sino que también ayuda a mejorar tu salud en general.

La bebida energética que te revitaliza y te hace sentir como si el combustible de un cohete fluyera por tu cuerpo no es buena para ti. La dependencia excesiva o el uso de estos estimulantes despiertan las células cerebrales y evitan que se calmen.

Si su cerebro está más estimulado por la noche, conciliar el sueño en el momento ideal se vuelve extremadamente difícil. Si no puedes reducir el consumo de alcohol o eliminarlo por completo, no consumas alcohol al menos 3 horas antes de acostarte. Además, limita tu consumo de alcohol a no más de una o dos bebidas al día. Si deseas mejorar tu salud en general mientras luchas contra el insomnio, ahora podría ser un buen momento para eliminar el alcohol, la nicotina, el tabaco y la cafeína de tu dieta.

El ambiente correcto

El entorno de tu dormitorio es muy importante cuando se trata de la calidad del sueño que se obtiene por la noche.

Tómate un momento y piensa en ello. ¿Tienes sueño en la discoteca? ¿Puedes dormir si hay disturbios a tu alrededor?

Del mismo modo, ¿puedes dormir si la habitación está bien iluminada? Además de la iluminación y el ruido, también debes concentrarte en la temperatura y el colchón que usas.

Si la habitación está demasiado caliente o fría, la temperatura de tu cuerpo se ve afectada. Esto puede mantenerte despierto.

. . .

Para promover un entorno propicio para un buen descanso nocturno, es fundamental crear el entorno perfecto para dormir. ¿Has visto murciélagos? ¿Por qué crees que optan por cuevas oscuras para dormir durante el día? Los protege de la luz solar natural y se crea un ambiente de descanso.

¿Cómo puedes mejorar el entorno de tu dormitorio?

Comencemos con cosas simples como el ruido y la luz. El primer paso es crear un ambiente agradable libre de sonidos o ruidos molestos y que distraigan. Puedes invertir en un buen par de auriculares con cancelación de ruido o utilizar una máquina de ruido blanco para ahogar todos los sonidos externos. Invierte en cortinas pesadas, máscaras para los ojos o cortinas opacas para bloquear las luces externas.

Asegúrate de que la iluminación del dormitorio sea suave y agradable. Evita las luces brillantes.

Como se mencionó en los capítulos anteriores, el ritmo circadiano que regula el ciclo sueño-vigilia está influenciado por señales externas de luz. Si el dormitorio está bien iluminado, es probable que el cerebro se confunda y crea que es de día cuando es hora de dormir. Ahora, veamos los requisitos de temperatura ideales. La temperatura del dormitorio debe estar entre 15 y 23 ° C.

El colchón y las almohadas que usas también influyen en tu capacidad para dormir por la noche. Por ejemplo, no puedes dormir bien si el colchón es demasiado blando o duro. Además, reemplaza el colchón si es demasiado viejo.

La mayoría de los colchones suelen desgastarse después de diez años de uso. Dormir sobre demasiadas almohadas también altera la posición natural de su cuerpo. Lo ideal es colocar una almohada debajo de tu cabeza y tus rodillas para asegurarse de que tu cuerpo esté alineado mientras duermes. Si duermes de costado, coloca una almohada entre las rodillas antes de acurrucarte en posición fetal. Cuando tu columna está alineada, también se reducen las posibilidades de dolores de espalda.

El dormitorio es tu santuario. Como sugiere el nombre, es el lugar donde se supone que debes dormir. Por lo tanto, limita todas las actividades en el dormitorio para incluir solo las que promueven el sueño. Es hora de ordenar tu dormitorio.

Deshazte de cualquier basura innecesaria y mantén todos los dispositivos electrónicos alejados por la noche. Ordenar tu dormitorio es una buena idea. Puede que no lo hayas pensado mucho, pero el desorden también es estresante.

· · ·

Cuando estás rodeado de basura, tu calidad de sueño se reduce. Ordenar no solo elimina el estrés, sino que también te ayuda a dejar de lado las cosas que no necesitas.

En cierto modo, te ayuda a priorizar y a concentrarte solo en las cosas que tienen significado para ti.

La luz azul emitida por los dispositivos electrónicos puede confundir tu ritmo circadiano. Para fortalecer la asociación entre el dormitorio y el sueño, no lo uses como espacio de trabajo.

Rituales previos al sueño

Condicionar a tu cerebro para que se acostumbre a una rutina de filtración específica es una buena idea. Esta técnica se usa a menudo mientras se entrena a los niños pequeños para dormir. Como sugiere el nombre, debes crear un ritual relajante antes de dormir que practiques todas las noches.

Al comenzar y completar el ritual, esencialmente le estás indicando a tu cerebro que es hora de dormir. En lugar de dejarse caer en el colchón por la noche y desear dormir, creas un ritual antes de dormir. Por ejemplo, si tu hora ideal para acostarte son a las 10.30 P.M., comienza este ritual una hora antes. Puedes disfrutar de una lectura ligera. Trata de limitar las actividades que dejan tu mente extremadamente estimulada. Por lo tanto, este podría no ser el momento adecuado para resolver misterios o trabajar en acertijos.

Si te gusta leer, lee durante 20 minutos para obtener tu dosis diaria de lectura. Si no te gusta leer, puede resultar útil escuchar música relajante. La única regla que debes recordar al agregar actividades a tu rutina antes de dormir es evitar hacer algo estresante. No discutas ningún tema emocional o perturbador justo antes de acostarte. Tu cuerpo libera cortisol cada vez que está estresado o estimulado. El cortisol es una hormona inductora de estrés que evita que te quedes dormido por la noche. También hace que tu cerebro esté más alerta. Si estás completamente despierto y alerta, ¿cómo puedes conciliar el sueño?

En su lugar, escucha música relajante, lee un libro, escribe un diario, toma un baño relajante, póngase ropa cómoda y lávate los dientes. Estas sencillas actividades son buenas para tu bienestar mental y emocional. También pueden ser parte de tu ritual a la hora de acostarte. Una vez que empiezas a hacerlos a diario, tu cerebro forma una conexión entre el momento de dormir y estos rituales. Poco a poco, estás condicionando tu mente para que se acostumbre a la nueva rutina.

Nivel de cansancio

· · ·

Supón que la incapacidad de conciliar el sueño es bastante frustrante por sí misma. Ahora bien, si sigues luchando o forzándote a quedarte dormido, la frustración que experimentas simplemente aumenta.

Puedes intentar darte un tiempo para relajarte antes de acostarte. Por ejemplo, si no puedes conciliar el sueño después de 20 minutos de acostado, intenta hacer algo relajante, como meditar, escuchar música relajante o incluso leer. Haz estas cosas hasta que te sientas cansado y con sueño. Sin embargo, conviene ir a dormir a la misma hora todas las noches.

Deja de estresarte por la hora: Cuando estás despierto o dando vueltas y vueltas a las 2 A.M., es probable que sigas mirando el reloj. Pensando, "¡Necesito despertarme en otras 5 horas!" "Es demasiado tarde; necesito dormir" o "¿por qué no puedo dormir?" Cuando comienzas a obsesionarte con el reloj o revisas constantemente la hora, esencialmente no estás tratando de dormir. En cambio, te quedas atrapado en un bucle de pensamientos que te llenan de pavor y ansiedad.

Por lo tanto, cualquier posibilidad de dormir un poco por la noche se elimina rápidamente. No te hagas esto a ti mismo.

Si estás estresado por el motivo de que no puedas dormir, estás aumentando el estrés que experimentas. Idealmente, apaga el reloj. No sigas mirándolo, y ciertamente deja de cuestionarte.

. . .

En cambio, configura la alarma y olvídate de ella.

Deje de hacer cálculos mentales sobre la cantidad de horas que podrás dormir si te quedas dormido de inmediato. Deja de estresarte. No solo alejas más el sueño, sino que también aumenta el estrés que experimentas.

Puede haber casos en los que te despiertes en medio de la noche para beber un poco de agua o usar el baño. Durante esos momentos, resiste mirar la hora. Si no puedes conciliar el sueño, lee algo que te dé sueño o escucha música relajante. Estas prácticas ayudan a calmar tu mente y promueven el sueño. No enciendas ninguna luz brillante, ya que confundirá a tu reloj interno. Si te das cuenta de que te sientes somnoliento o adormilado, es hora de cerrar los ojos y dirigirse al país de los sueños.

Las luces te pueden ayudar

Hasta ahora, te has informado sobre las diferentes cosas que debes hacer para evitar que las luces estimulen tu cuerpo por la noche. Sin embargo, puedes utilizar las luces a tu favor. Como se mencionó, el ritmo circadiano está sincronizado de acuerdo con la luz del día y la noche y emula tus ciclos de vigilia-sueño. Cuando se expone a luces brillantes, tu cuerpo comienza a creer que es de día. Aumentar tu exposición a la luz solar y a las luces en general durante el día ayuda a fortalecer el ciclo de sueño-vigilia de tu cuerpo.

Asegúrate de recibir mucha luz solar todos los días. Sal a correr por la mañana, siéntate a la luz del sol y asegúrate de trabajar en un espacio bien iluminado. Cuando se expone a luces naturales y brillantes durante el día, tu cuerpo envía una señal a todas las células para que se mantengan despiertas y alertas. Una vez que sea hora de dormir, crea un ambiente oscuro. Al equilibrar la exposición a la luz, puedes recuperar tu ritmo circadiano de forma lenta pero segura.

Horario consistente de sueño

Mantener una rutina es bueno en todos los aspectos de tu vida y el sueño no es una excepción. Un horario de sueño constante y regular mejora la calidad general del sueño. Por ejemplo, ¿qué es lo primero que haces tan pronto como te despiertas? Quizás te laves los dientes o leas tus correos electrónicos. De manera similar, al crear y mantener un horario de sueño constante, estás acondicionando tu cerebro para que se acostumbre a una rutina. Antes de configurar la rutina, asegúrate de que se pueda mantener a largo plazo.

. . .

Por ejemplo, si sabes que trabajarás hasta las 10 P.M. todas las noches, estableciendo la hora de acostarte a las 9 P.M. no funciona. La hora de acostarte que establezcas también debe proporcionarle a tu cuerpo 7-9 horas de sueño.

Tu reloj interno es similar a una alarma que configurarías en tu teléfono. Al regular tu horario de sueño y dormir a la misma hora todos los días, estás reprogramando tu reloj de sueño. Puede ser bastante tentador dormir un rato más los fines de semana cuando sabes que no tienes nada más que hacer. Por favor no hagas esto. Debes recordar que un hábito no se forma a menos que lo conviertas en una rutina.

Si decides despertarte a las 6 A.M. todos los días, asegúrate de hacer esto incluso los fines de semana. Planifica tus días de manera que puedas ir a dormir a la hora designada para despertarte temprano en la mañana. Trata de levantarte temprano en la mañana y pasar algún tiempo al sol. Todo lo que haces, incluso si parece bastante trivial, ayuda a reprogramar tu cuerpo para que se acostumbre a un horario más saludable.

Si tu cuerpo es como un automóvil, el tanque de combustible es el sueño que se obtiene. Si duermes lo suficiente, el tanque de combustible estará lleno y listo para un día emocionante. Si el tanque solo está medio lleno, reducen tus niveles de energía. Por lo tanto, asegúrate de mantener este tanque lleno en todo momento. Por ejemplo, si necesitas despertarte a las 6 A.M., debes ir a la cama a las 11 P.M. Si te despiertas a las 10 A.M. a la mañana siguiente, tu tanque de sueño estará lleno a las 6 a.m. Si no hay coherencia, el reloj interno de tu cuerpo se desincroniza. La primera luz que recibe por la mañana ayuda a sincronizar el reloj interno de tu cuerpo.

Si obtienes esta luz en diferentes momentos del día, tu reloj biológico no se optimizará. Si te despiertas a la misma hora todos los días, tu cuerpo sabe qué esperar y qué debe hacer. Los diferentes tiempos de sueño y vigilia son bastante similares al efecto del desfase horario que uno podría experimentar. Deja de someter tu cuerpo a este desfase horario voluntario y deja de confundirlo con diferentes horarios.

Una vez que establezcas tu hora para dormir y despertar, cúmplela. También te da una mejor sensación de control sobre tu día. Es una creencia común que se está bastante enérgico y fresco por la mañana. Entonces, comienza a aprovechar al máximo las horas de la mañana disponibles. Cuando sepas que debes ir a la cama a una hora específica, será más fácil programar tu día.

Acerca de las siestas

La siesta durante el día hace más daño que bien. No pienses en la siesta diurna como una compensación por el sueño que no pudiste obtener por la noche. Si duermes durante el día, el reloj de tu cuerpo se engaña haciéndote creer que es de noche. Una vez más, tú mismo te ocasionas un desfase horario. No hagas esto. Trata de evitar dormir la siesta más tarde en la noche, especialmente después de las 5 P.M. Si estás extremadamente cansado por la tarde debido al insomnio; puedes tomar una siesta rápida. Una siesta energética es una siesta extremadamente breve que permite que tu mente se calme y se relaje, pero se termina justo antes de caer en un sueño profundo. Básicamente, le estás dando a tu cuerpo un breve descanso para refrescarse y revitalizarse. Una siesta energética nunca supera los 20 minutos. Incluso si tomas una siesta, no debería ser después de las 5 P.M. Si duermes después de las 5 P.M., es probable que reduzcas tu capacidad para dormir por la noche. Si tu cuerpo está bien descansado antes de la hora de acostarse, no necesitas dormir más.

Presta atención a tus comidas

El atracón de alimentos pesados justo antes de acostarse puede empeorar tu insomnio. Si quieres prevenir esto, come comidas más ligeras por la noche. Asegúrate de que transcurran entre 2 y 3 horas entre la comida y la hora de dormir.

Evita comer alimentos que te provocan indigestión. Comer comidas ligeras no solo facilita las cosas para tu sistema digestivo, sino que también asegura que te sientas ligero y fresco por la mañana. Esta es una excelente manera de comenzar a seguir hábitos alimenticios más saludables mientras mejora tu sueño en general. Mucha gente se atraganta con los alimentos pesados pensando que reduce la necesidad de comer tarde en la noche. Esto es contradictorio. Una comida copiosa te mantiene despierto por la noche. Si estás despierto hasta altas horas de la noche, lo más probable es que el refrigerio de medianoche te parezca una buena idea. En su lugar, llena tu cena con alimentos ricos en fibra y densos en nutrientes que sacian tu hambre mientras le brindan a tu cuerpo todos los nutrientes que necesita para funcionar de manera óptima.

No solo tus comidas; también presta atención a la ingesta de líquidos. Si bebes mucha agua antes de dormir, invariablemente te despertarás cuando tu vejiga esté llena. Sin embargo, eso no significa que no bebas agua en absoluto.

En su lugar, bebe suficientes líquidos para que no te despiertes a causa de la sed. Asegúrate de usar el baño antes de ir a la cama. Esto reduce las posibilidades de despertar de tu sueño.

Deja de esforzarte en vano

Si alguna vez le preguntas a alguien que duerme bien cómo lo hace, la respuesta general es "simplemente sucede, no lo sé". Lo que pasa es que dormir bien es algo natural. Las personas que duermen bien no luchan por dormir, y es algo natural. Con el insomnio, la mayoría de las personas dedican gran parte de su tiempo y energía a pensar por qué no pueden dormir. Un poco de auto-introspección es abundante. Esta curiosidad también puede ayudar a descubrir la razón secreta del insomnio.

Sin embargo, cuanto más te obsesiones con el sueño que te alude, más desafiante se vuelve dormir. Mientras no le prestes mucha atención, quedarte dormido es fácil. Como se mencionó en el capítulo anterior sobre la intención paradójica, deja de perseguir el sueño y llegará a ti. A veces, la técnica que parece contradictoria puede ser la mejor opción.

Introspección

Antes de irte a dormir por la noche, tómate un tiempo para procesar todos tus pensamientos. Si algún pensamiento te molesta, resuélvelo en lugar de esforzarte para quedar dormido. Una vez que se resuelva el problema, el sueño llegará de forma natural.

Empieza a programar un "tiempo de preocupación". Sí, es exactamente como suena. Estás apartando un tiempo de tu rutina diaria para sentarte y preocuparte. Durante este período, repasa todos los pensamientos, emociones, sentimientos o experiencias que parecen preocuparte o molestarte. Empieza a mantener un diario de preocupaciones para escribir sobre estas cosas. A veces, los problemas suenan peor en tu cabeza de lo que realmente son. Es más fácil pensar racionalmente en ellos y llegar a una conclusión lógica anotando tus pensamientos. Un tiempo de preocupación de 20 a 30 minutos una o dos horas antes de irse a la cama es una buena idea. Esta también es una excelente manera de evaluar tu bienestar emocional y mental.

Por ejemplo, es posible que te preocupe una presentación importante en el trabajo. El estrés aumenta demasiado y provoca insomnio. Para afrontarlo, piensa en los resultados deseados y pregúntate: "¿Qué es lo peor que puede pasar?"

Es posible que a alguien no le guste la presentación y que tengas que volver a trabajar en ella. Bueno, esto no es tan malo, ¿verdad? En lugar de volverte nocturno, eres consciente de tu problema y de la solución. Tal vez necesites practicar un poco más o trabajar en los detalles más finos. El problema, la solución y el resultado son las tres cosas que puedes resolver tomando nota de tus pensamientos. Una vez que hayas procesado estos pensamientos, no puedes dejar de pensar en ellos.

Si estás contento con algo, anótalo. No es solo lo malo en lo que debes concentrarte. Agradece todas las experiencias que tienes, y afrontar la vida se vuelve más fácil. Al concentrarse en lo bueno de tu vida, estás condicionando tu mente para que no se sienta abrumada por sucesos estresantes.

. . .

El ejercicio es bueno, pero…

El ejercicio es una excelente manera de mantener tu salud y bienestar en general. También puede promover la calidad de tu sueño. Después de todo, si te cansas físicamente, el puro agotamiento te hará quedarte dormido. Sin embargo, debes prestar atención a cuándo hacer ejercicio.

Mientras haces ejercicio, tu cuerpo produce ciertas hormonas para mantenerlo despierto y extremadamente despierto. Esencialmente, estimula tu cuerpo y mente.

Cuando la adrenalina y el cortisol recorren tu cuerpo, el sueño no es fácil. Esta es la razón por la que no debes hacer ejercicio demasiado cerca de la hora de acostarte. El momento ideal para hacer ejercicio es por la mañana o por la noche. Trata de hacer ejercicio al menos tres horas antes de ir a dormir.

Algunos de los consejos que se dan en esta sección son sencillos de seguir, pero debes ser constante y persistente en tus esfuerzos. Incluso si cometes un desliz de vez en cuando, recuerda que puedes empezar de nuevo. No pienses en los deslices ocasionales como un fracaso. Además, toma un tiempo antes de que puedas ver los efectos positivos que brindan estos consejos. Cuando combines todos los consejos dados en esta sección, te darás cuenta de que ayudas a mantener la higiene del sueño y mejorar tu rutina de sueño.

Las técnicas prácticas y sencillas que se dan en este capítulo son bastante efectivas.

Debes utilizarlas junto con las otras técnicas que se comentaron en los capítulos anteriores para aliviar el insomnio. Se necesita tiempo, esfuerzo, consistencia y mucha paciencia para crear un horario de sueño y desarrollar hábitos de sueño saludables. Sin embargo, una vez que tu cuerpo y mente estén acostumbrados a estas técnicas, será más fácil seguirlas y el sueño llegará a ti de forma natural.

Conclusión

La incapacidad de quedarse o mantenerse dormido puede ser bastante frustrante. Si no se trata, puede llegar a ser debilitadora. El insomnio no solo es un problema fastidioso, sino que te previene de llevar una vida feliz y saludable. Tu salud y bienestar en general dependen de tres cosas importantes: la nutrición, el sueño y el ejercicio. Incluso si uno de estos aspectos se ausenta de tu vida diaria, afecta a tu bienestar en general. Tratar el insomnio es incómodo, vivir con él es aún peor. Desde problemas de salud físicos y mentales, el insomnio puede quitarte rápidamente toda la felicidad de tu vida. Si no quieres ser esclavo de este trastorno, es tiempo de retomar el control de tus patrones del sueño.

En este libro, se te brindo toda la información que necesitas para superar el insomnio.

· · ·

Desde aprender acerca de las causas y los diferentes factores de riesgo del insomnio hasta tratar los síntomas, este libro es tu guía para acabar con el insomnio. Hay diferentes técnicas disponibles hoy en día que pueden ser usadas para superar el insomnio. En vez de confiar en farmacéuticos con efectos secundarios dañinos, es mejor explorar remedios naturales alternativos. Estas técnicas son simples pero efectivas; reprograman tu cerebro y promueven la relajación y mejoran tu capacidad en general: son mejores que los productos farmacéuticos. En este libro se proporciona toda la información que se necesita para comenzar con estas técnicas avanzadas.

Al igual que con cualquier otra cosa en la vida, se necesita mucha dedicación, compromiso, consistencia y resistencia para hacer un cambio. Si quieres liberarte de las garras del insomnio y recuperar el control de tu vida, es importante que te comprometas contigo mismo. Se paciente y dale a tu cuerpo el tiempo que necesita para acostumbrarse a los cambios positivos que estás haciendo. Una vez que empieces a seguir los consejos dados en este libro, verás un cambio positivo en tu vida. No es solo tu salud física lo que mejorará, sino que también se beneficiarán tu salud emocional y mental.

Ahora que estás armado con diferentes conocimientos proporcionados por este libro, técnicas simples y prácticas para abordar el insomnio, así como la información suficiente sobre los diferentes tratamientos disponibles, es hora de comenzar. El primer paso para abordar el insomnio es seguir los consejos que se dan en este libro. ¿Entonces, qué esperas? No hay mejor momento que el presente para empezar.